Es ist mit der Wahrheit wie mit der Sonne: Ihr Wert hängt für uns einzig und allein von der richtigen Distanz ab.

HJALMAR SÖDERBERG

EINS

Im fernen Australien nimmt sich der Ehemann einer berühmten deutschen Opernsängerin vor der herrlichen Kulisse der Sydney Opera das Leben. Aber das ist nicht das Ereignis. Das Ereignis am Morgen des 7. Mai ist folgendes: Ein Mann tötet sich, und der Tod errichtet einen soliden Schatten. Der Schatten des Mannes ist größer als zu Lebzeiten. Er ist so groß, dass er auf die weiß glänzenden Kacheln des Opernhauses fällt, auf das multiethnische Sinfonieorchester und die *Casta Diva* der gefeierten Sopranistin, die er alle zum Verschwinden bringt.

Hella Karl erfuhr davon aus der Zeitung. Das Blatt landete wie immer pünktlich gegen halb fünf im Briefkasten. An diesem Morgen war sie schon auf. Sie hatte schlecht geschlafen und war nach einem Toilettengang nicht ins Bett zurückgekehrt. Aus einem der Küchenfenster sah sie den gelben Ford Fiesta des Zeitungsboten wegfahren, knotete den Gürtel des Morgenrocks zu und trat vor die Tür. So erhielt sie eher, als es sonst der Fall gewesen wäre, Kenntnis von diesem überraschenden Todesfall.

Die Luft war ungewöhnlich mild. Im Osten war der wolkenlose Himmel schon hell, und in weniger als einer Stunde würden die ersten Strahlen der Sonne die Baumkronen treffen. Von fern war das Anfahren einer S-Bahn zu hören. Dann, als ginge ein Schauer durch die Luft, setzten die Vögel ein. Ein ohrenbetäubendes Gezwitscher. Es kam aus den Hecken und Bäumen der umliegenden Gärten, aus den Wiesen im Park und dem schläfrigen Schilfgürtel am Ufer; eine Explosion kreischender Stimmen. Sie trat einen Schritt zurück. Das Gartentor war kühl vom Tau.

Hella Karl, in aller Frühe im Morgenrock auf den Beinen, erfasste die Tragweite der Nachricht in einem blitzartigen Aufleuchten des Geistes, der sich daraufhin sofort wieder zu jener gewohnten Unrast verdüsterte, die durch ein Gefühlsgemenge von Überforderung und Langeweile verursacht wurde.

Sie schloss das Tor und las die knappe Meldung noch einmal. Ein Irrtum war ausgeschlossen. Normalerweise hätte sie von einem solchen Ereignis nicht erst aus der Zeitung erfahren, zumal aus ihrer eigenen. Normalerweise hätte man sie angerufen, sobald diese Meldung über den Ticker gekommen wäre. Auch an ihrem freien Tag. Vielleicht wollte man sie schonen. Wahrscheinlicher war, dass jemand es verschlampt hatte. Nicht irgendjemand, sondern eine der Praktikantinnen, die ihr die Geschäftsführung aufzwang, altkluge, nichtssagende Mädchen mit langen, wie glattgebügelten Haaren, deren Eifer nicht der Sache, sondern der Karriere diente. Spätestens vor Redaktionsschluss hätte Hella Karl informiert sein müssen. Es ging nicht um irgendeinen Toten. Es ging um den Mann, dem sie den Tod gewünscht hatte.

Nicht laut. Nicht öffentlich. Ausgesprochen hatte sie das jedenfalls nie. Aber wenn sie in sich hineinhorchte, und angesichts dieser unerwarteten Meldung horchte sie für einen Moment sehr aufmerksam, musste sie zugeben, dass sie jüngst von diesem Wunsch befeuert worden war. Er sollte zur Hölle gehen. Vor die Hunde, über den Jordan. Abdanken. Abkratzen. Ins Gras beißen. Das Zeitliche segnen. Den Löffel abgeben, die Radieschen von unten betrachten. Kurz –

Sie holte Luft.

Verbal konnte sie weit ausholen. Ihre Impulse lagen dicht unter der Oberfläche. Auch ihre Träume waren zuweilen so direkt mit den Tagesereignissen verbunden, dass am nächsten Morgen manches Problem gelöst schien, was, wie sie annahm, auf einen gesunden psychischen Stoffwechsel zurückzuführen war. Ich mache aus meinem Herzen keine Schlangengrube, sagte sie gern, gespannt, ob ihr Gegenüber sie über die falsche Verwendung der Redensart belehren würde; einer ihrer Charaktertests, bei dem in der Regel ältere Männer durchfielen. Was sie damit meinte, war: Sie konnte bis auf den Grund ihres Inneren sehen.

An diesem Morgen sah sie dort das Bild des Toten. Deutlich stieg es zu ihr auf. So war er ihr vor nicht allzu langer Zeit an der Schloßbrücke begegnet. Derselbe schlecht sitzende, zerknitterte Anzug, dasselbe grobporige Gesicht mit den dicken Tränensäcken, dieselbe abscheuliche durchgeistigte Attitüde. Sie hatte sich hinter einer der Siegesgöttinnen verborgen und die Arme aufs Geländer gestützt, als wolle sie die Aussicht auf die Spree betrachten, die träge und grau unter den ersten Lichtern des Abends durch ihr Betonbett floss, und gehofft, er würde sie von hinten nicht erkennen. Aber diesen Gefallen tat er ihr nicht. Er trat neben sie. Er legte die Hände aufs Geländer, unnötig nah, wobei sein Blick sie mit einem ironischen Lächeln streifte.

»Ich hatte noch nie Ehrfurcht vor der Presse. Auch wenn die räudige Meute diesmal Ihre hübsche Visage trägt.«

Er sagte das im gleichen Tonfall, den er auch vor langer Zeit, als er noch völlig unbekannt gewesen war, auf einem Podium zu Ehren eines hochgeschätzten, betagten Theaterkritikers schon an den Tag gelegt hatte. Damals hatte er gesagt: »Ich habe keine Ehrfurcht vor den Alten. Ich will Macht.«

Auf der zugigen Schloßbrücke hatte sie ihm entgegnet: »Man muss Ihre Aufrichtigkeit einfach bewundern.«

Natürlich war das Gegenteil der Fall.

Aber so war sie, Hella Renata Karl. In Wirklichkeit wünschte sie niemandem den Tod. Sie ließ sich aber auch von niemandem unterbuttern.

Ein Typ für Morgenmäntel war sie nicht. In der dunklen Kühle des Schlafzimmers hatte sie fröstelnd nach dem Morgenmantel ihres Mannes gegriffen, der zu dieser frühen Stunde noch schlief. Sie hatte eine unklare Unruhe nicht mehr schlafen lassen. Ein Anflug von Düsterkeit hatte sie aus dem Zimmer getrieben, in dem es kühler war als in der schon frühlingswarmen Luft des Gartens. Als sie jetzt über den schmalen Weg zurück zum Haus ging, hob sie den Morgenrock ein wenig an, damit er nicht über den Kies schleifte.

Vor ihr lag das alte Steinhaus, verwunschen in der morgendlichen Stille. Die Front war mit Weinranken bewachsen. Die Fenster der großen Veranda im Erdgeschoss zeigten nach Süden, zum See. Hinter dem Haus, von der Straße nicht einsehbar, lag eine überdachte Terrasse mit verwitterten Terrakottafliesen. Das kleine Anwesen mit Walmdach, das aus den 1930er Jahren stammte, war in diesen Zeiten viel wert. Im hinteren Teil des Gartens wuchsen wilde Brombeeren.

Das Radio des Nachbarn, das sonst im Dauermodus lief, war so früh am Morgen noch nicht eingeschaltet. Normalerweise hätte es nach einer solchen Meldung nicht lange gedauert, bis auf irgendeinem Sender Kai Hochwerth zu hören gewesen wäre. Bei einer Tragödie wie dieser wäre Hochwerth sofort um einen Kommentar gebeten worden. Auch ungebeten hätte er sich geäußert, weshalb ihr sein Schweigen im Laufe des Morgens nur umso bewusster wurde. Öffentlich Stellung zu beziehen, gehörte für jemanden wie Hochwerth zum Berufsethos. Nicht, dass ihr seine Stimme an diesem Vormittag fehlte. Es wäre nur aufschlussreich gewesen zu erfahren, wie er sich zu einem solchen Vorfall geäußert hätte.

Er hätte nicht über die Verzweiflung des Täters, sondern über die geistige Armseligkeit und das Pathos der Tat gesprochen. Er hätte die Tat ins Lächerliche gezogen. Das Ganze war eine Zumutung, hätte er gesagt. Hella Karl konnte ihn fast durch die Johannisbeersträucher hindurch hören. *Ein massiger, von Wein und Bluthochdruck unablässig gepushter toter Körper hinter den Kulissen einer weltberühmten Oper; eine Zumutung für Künstler und Publikum!* Und erst die Kosten. Was allein die Überführung der Leiche vom anderen Ende der Welt kostete! Die Ehefrau, die ihre Tournee abbrechen musste, hätte Kai Hochwerth nicht erwähnt. Aber er hätte sich, davon war Hella überzeugt, daran ergötzt, dass die deutsche Kulturszene einen fetten neuen Skandal hatte.

Der Mensch muss den Mund aufmachen, hatte Hochwerth einmal zu ihr gesagt, wenn er im Leben vorankommen will; eine Maxime, der auch sie treu war. Hochwerth war dieser Maxime schon gefolgt, bevor er Intendant einer großen Kultureinrichtung in der deutschen Hauptstadt geworden war und sich noch mit Kleinstadthonoratioren und den knappen Budgets von Landestheatern herumgeschlagen hatte. Er machte den Mund auf. Das tat er auch, wenn die Angelegenheit nur indirekt mit ihm zu tun hatte. Die Angelegenheit am Morgen des 7. Mai betraf ihn direkt.

Aber Kai Hochwerth konnte den Mund nicht mehr aufmachen. Man äußert sich nicht nachträglich zu seinem eigenen Todesfall.

Eine Weinranke hatte sich gelöst und baumelte vom Gebälk über der Haustür. Hella unterdrückte den Impuls, sie abzureißen. Dann hätten sich weitere Ranken gelöst, die wiederum andere mit sich gerissen hätten, und ein Trommelhagel aus Putzbröckchen und vertrockneten Trauben wäre auf sie niedergegangen. Der Wein reifte nie aus. Die Trauben blieben sauer. Im Frühsommer krochen Wespen in die Blüten, um den klebrigen Saft herauszulutschen, und webten das Haus in ein endloses, eintöniges Gesumme. Die ersten Früchte im Spätsommer fraßen die Vögel, die im Vorbeiflug an die Fensterscheiben kackten, ein violetter ätzender Dünnschiss, der schwer abging und sich, wenn er die Rahmen traf, ins Holz fraß. Sie hatte ihren Mann gebeten, die Weinranken entfernen zu lassen, die noch von den Vorbesitzern stammten. Aber T hatte plötzlich diesen Flitz für alte Gemäuer entwickelt. Er fing an, von der Romantik restaurierter Ruinen zu schwärmen, etwas, das ihr völlig abging. Als ihr Streit eskalierte, hatte sie ihn erst nostalgisch und später reaktionär genannt, und er hatte sich zu der Behauptung verstiegen, das Haus überhaupt nur wegen der Weinranken gekauft zu haben.

In Flur und Küche war es still. Sie füllte Kaffeepulver in die Espressokanne auf dem Herd und stellte die Kochplatte an. T wachte ohne Wecker nie so früh auf. Den Wecker hatte er heute nicht gestellt. Es war ihr freier Tag und damit in gewisser Weise auch seiner. Dass er angefangen hatte, seine Tage nach ihr auszurichten, war eine Folge ihrer Arbeit. So durfte es nicht weitergehen, das wusste sie. Das hatte sie schon oft beschlossen. Sein Unmut war vorhersehbar. Und käme es schlimm, dann stünde sie, wie schon einmal, vor Scherben.

Der Tag versprach heiter und warm zu werden. Ihn im Paddelboot auf dem Wasser zu verbringen, kam nun allerdings nicht mehr in Frage.

Auf dem Tisch lag die Zeitung. Sie las die Meldung noch einmal. Es handelte sich nur um eine kleine Notiz, eine *dpa*-Nachricht in der linken unteren Spalte. Sie musste erst kurz vor Redaktionsschluss hereingekommen sein, ein paar unscheinbare Zeilen, leicht zu übersehen, aber im Netz war die Nachricht sicher schon viral gegangen.

Wenn man es sich recht überlegte, dachte Hella, und weil der Kaffee noch nicht durchgesprudelt war, gab sie sich dieser Überlegung hin, hatte sie einen seltsamen Beruf gewählt. Es war ein Beruf, in dem man immer zu spät kam. Man war nie zur rechten Zeit zur Stelle. Und diese Verspätung war uneinholbar, auch wenn sich einige aus ihrer Branche darin überboten, so früh wie möglich zu spät zu kommen. Ihr Tun blieb trotzdem nachträglich. Friseure, Piloten, Ingenieure, Bäcker; sie alle gestalteten das Geschehen. Sie brachten es hervor. Selbst Ärzte hatten es besser. Sie waren wenigstens manchmal so rechtzeitig vor Ort, dass sie das Geschehen noch beeinflussen konnten. Bei Journalisten war das anders. Mit ihren Berichten konnten sie nichts ausrichten, sie *richteten nach*. Was das deutsche Wort Nachricht auch gar nicht zu verbergen suchte, im Gegensatz zum Englischen. Im Englischen wurde wie immer geschönt. Die *news* verliehen den Journalisten den Anschein von Gegenwärtigkeit. Einfluss erlangten sie dennoch nur im Nachhinein. Und ein Leben ließ sich nicht nachträglich retten. In diesem Fall, dachte Hella und kehrte in die Gegenwart zurück, hätte sie an der Rettung allerdings nicht dringend beteiligt sein wollen.

Sie goss den Kaffee in den kalksteinfarbenen Keramikbecher, den sie gern benutzte. Auf der Vorderseite des Bechers war ein Wort wie ein Siegel in den Ton geprägt. *Själsö*. Eine leichte Vertiefung in der Glasur, über die sie mit der Fingerspitze strich. *Själsö* bedeutete Seeleninsel oder Insel der Seele. Jeden Morgen fühlte sie sich davon ermuntert und getröstet. Nicht, dass sie jemals auf den Gedanken gekommen wäre, Trost zu brauchen. Bevor sie den Becher während eines Sommerurlaubs in Schweden gekauft hatte, hatte Trost nicht zu ihrem aktiven Wortschatz gehört. Ihr Empfindungsvermögen, darauf war sie stolz, war breit aufgestellt. Ihm fehlte nur diese eine Facette. Niemand hatte sie je trösten müssen. Und um ihrerseits in die Verlegenheit zu kommen, Trost zu spenden, waren ihre weitverzweigten Bekanntschaften nicht eng genug.

Doch morgens, wenn sie den Kaffee in ihr Arbeitszimmer trug, war sie auf merkwürdige Weise getröstet. Irgendwie grundsätzlich mit dem Leben versöhnt. *Själsö*. Insel der Seele. So war es auch heute.

Hella schloss die Tür zum Flur und setzte sich an ihren Schreibtisch.

Der Zauber der Worte.

Deshalb war sie Journalistin geworden. Deshalb saß sie jeden Morgen hier oder im Büro und verfasste Texte, die manchmal tatsächlich einen Unterschied machten. Im Nachhinein. Eine Leserin hatte ihr das vor wenigen Monaten wieder ins Gedächtnis gerufen. Es kam nur noch selten vor, dass sich jemand in die Redaktion verirrte. Von denen, die die Zeitung lasen, war nur indirekt zu erfahren. In der Rubrik Leserbriefe oder online, nie persönlich. Mit dem gedruckten Wort schien auch das Bedürfnis nach der dreidimensionalen Welt langsam zu verschwinden. Den meisten Leuten reichte der digitale Kommentar, denn schlechte Laune ließ sich anonym am besten entladen. Dieser Frau allerdings schien es ein Bedürfnis zu sein, persönlich vorbeizukommen.

Die Sekretärin hatte sie ins Empfangszimmer geführt; gut gekleidet, mittleres Alter, Hella erkannte sie sofort. Persönlich war sie ihr nie begegnet, doch das Gesicht war oft in den Medien gewesen, in sich gekehrt, verschlossen, gefasst. Hinter der Glastür sah sie grau und versteinert aus. Erst als Hella hineinging und auf sie zutrat, wechselte der Gesichtsausdruck, die Frau streckte die Hände aus, und ein Leuchten trat in ihre Augen.

»Sie sind mir doch nicht böse? Verzeihen Sie, dass ich so hereinschneie.«

Hella entzog sich ihrem dünnen, aber festen Griff.

»Ich musste mich einfach persönlich bei Ihnen – Ich wollte Ihnen sagen –« Die Frau brach ihre überstürzte Rede ab und strich das teure Kleid glatt.

»Was kann ich für Sie tun?«

»Tun?«, rief die Frau. »Sie haben schon alles getan! Sie haben so viel für uns getan. Mehr, als die Anwälte für teures Geld je tun würden.«

Hella lächelte.

»Mein Mann und ich – Es geht ihm inzwischen viel besser. Nachdem erst alles so schlimm gekommen ist. Alle waren sie hinter ihm her. Sie erinnern sich? Wir waren so erleichtert, dass er keine Haftstrafe absitzen musste. Das können Sie sich nicht vorstellen. Das wäre für uns alle –« Die Frau sah zu Boden, und dann schien sie den Blick wie eine schwere Last von weit unten wieder heraufzuholen. »Das wäre eine Katastrophe gewesen«, sagte sie leise.

»So weit ist es nicht gekommen.«

»Nein. Zum Glück nicht. Was wäre dann aus uns geworden?«

Sie hatte zwei Kinder, fiel Hella plötzlich ein. Sie wohnte in einer dieser Villen am Wannsee, auf einem weitläufigen, gepflegten Grundstück mit Wasserzugang, womit sie quasi zur Nachbarschaft gehörte, wenn auch in einer völlig anderen Liga.

»Dafür sollten Sie sich beim Richter bedanken.«

»Ja, natürlich. Daran hatte ich gedacht.«

»Das Urteil ist Sache des Gerichts.«

Die Frau nickte, dann hob sie den Kopf. »Üble Verleumdung schafft kein Gericht der Welt aus der Welt«, flüsterte sie mit einer silbrig verhauchten Stimme, und Hella wurde von einem Anflug der Bewunderung für die ausgesuchte Wortwahl vom eigentlichen Sachverhalt abgelenkt. »Ein Freispruch allein hätte den Schaden nicht begrenzt.« Die Frau holte ein Taschentuch aus ihrer Handtasche und tupfte sich die Mundwinkel ab, in denen sich kleine Spuckebläschen gebildet hatten. »Die Jagd auf ihn. Das war wie früher die Stasi.«

»Ich erinnere mich, dass wir über den Fall Ihres Mannes berichtet haben«, sagte Hella diplomatisch. »Die Sache hat sich ziemlich hingezogen.«

»Sie haben nicht nur über ihn berichtet, liebe Frau Karl. Sie haben seine Haut gerettet.« Die Frau fixierte sie. In ihren graublauen Augen war das Zimmer zu sehen, die Topfpflanzen, der Fensterrahmen. »Unsere Haut. Unser aller Haut!«

»Wenn unser Job tatsächlich so glorreich wäre, gäbe es viel mehr Denkmäler für Journalisten.«

»Unterschätzen Sie Ihren Einfluss nicht! Sie waren ein sicherer Fels in der Brandung der aufgepeitschten Masse!«

Hella musste erneut lächeln. In ihrer Verletztheit, die sie wahrscheinlich vor sich selbst verbarg, machte die Frau einen sonderbaren Eindruck. Vielleicht lag es an ihrer Art, sich auszudrücken. Leute in ihren Sphären pflegten einen etwas anderen Sprachgebrauch, einen Gesprächsstil, in dessen Verästelungen Hella nie wirklich vorgedrungen war. Eilig durchforstete sie ihr Gedächtnis auf der Suche nach irgendeiner zusätzlichen Information über sie, über ihren Beruf, ihre Karriere, fand aber nichts. Sie hatte sich nie besonders für die Ehefrau dieses Mannes interessiert. Da war immer nur er gewesen, die Anschuldigungen, die Entschuldigungen, die Schuld.

»Sie lachen.« Bedächtig schob die Frau das Taschentuch zurück in ihre Handtasche. »Sie waren die Einzige, die meinem Mann beigestanden hat.«

»Das freut mich«, sagte Hella anstandshalber. »Der Mob-Mentalität der sozialen Netzwerke müssen wir uns mit deutlicher Entschiedenheit entgegenstellen.«

Unvermutet kam Hella die Frage in den Sinn, wie dieses blasse Wesen an so einen Mann hatte geraten können. Ihn umgab der schillernde Sog von Reichtum und Einfluss. Er war weltgewandt, selbstsicher, jovial. Noch vor Gericht war er zu Scherzen aufgelegt gewesen. Auch war er weitaus attraktiver als sie. Gegensätzlicher als diese beiden konnte man kaum sein. Allerdings, überlegte Hella weiter, wäre es nicht das erste Mal, dass die Frau das Geld mit in die Ehe brachte und der Mann entschied, wie es ausgegeben wurde.

»Ich stehe tief in Ihrer Schuld«, sagte die Frau. »Sollten Sie einmal irgendetwas brauchen, liebe Frau Karl, rufen Sie mich bitte jederzeit an.«

Damit hatte sie das Empfangszimmer verlassen, nicht ohne eine extravagante, auf Büttenpapier gedruckte Visitenkarte auf den Besuchertisch zu legen. Adeltrud Mantau, so hatte sie geheißen. Eine Extravaganz, hatte Hella gedacht, die schon im Namen festgeschrieben war.

Die ersten Strahlen der Morgensonne fielen durch das Fenster. Im Haus war es still. Kein Knarren, keine Schritte, kein Wasserhahn rauschte. T war noch nicht aufgestanden. Also kehrte Hella Karl noch einmal zurück zum Mantau-Prozess, der nun schon eine Weile her war.

Sie hatte sich damals um Objektivität bemüht. Mit dem Ehemann ihrer Besucherin hatte sie ein langes Interview geführt, doppelseitig, das hatte sie bei der Geschäftsleitung durchgeboxt. Laut seiner Aussagen waren die sexuellen Handlungen einvernehmlich und die luxuriösen Geschenke nur kleine, in der Geschäftswelt übliche Aufmerksamkeiten gewesen. Das stand für diesen Mann außer Zweifel. Und Hella hatte sich eingestehen müssen, dass er ihr sympathisch war. Mit seiner einnehmenden

Art und seinem eleganten Äußeren hatte er Übergriffigkeiten irgendwelcher Art gar nicht nötig. Auch konnte ihm niemand das Gegenteil beweisen. Die Frauen waren schließlich mitgegangen; getrieben vielleicht von der gleichen Geilheit wie er. Nur weil ihnen im Nachhinein nicht alles passte, was geschehen war, wurden sie nicht gleich Opfer eines Verbrechens. Da musste zumindest auch über Begehren und Enttäuschung geredet werden. Aber das Anprangern von Männern hatte in letzter Zeit so an Fahrt aufgenommen, dass man den Eindruck haben konnte, überall, wo eine Frau auftauchte, war ihr schon ein Gewalttäter auf der Spur. Kein Wunder, dass die Männer Angst bekamen. Manchmal, hatte Hella Karl das Gefühl, verstand sie die Männer besser als die Frauen.

Ihre Fragen hatte sie neutral formuliert, die Antworten sachlich wiedergegeben, wortwörtlich zitiert. Und doch schien einigen ihrer Formulierungen ein Geruch des Zweifels anzuhaften; Zweifel an der Rechtmäßigkeit der Anklage. Und nachdem diese Formulierungen von der Verteidigung aufgegriffen und schließlich sogar vom Richter in der Urteilsverkündung in leichter Abwandlung ebenfalls gebraucht worden waren, war der Geruch ungewollt an die Luft und in die Gemüter derer gedrungen, die es sich zugutehielten, gegen den Einfluss der Medien immun zu sein. Und letztendlich, auch darüber war sich Hella im Klaren, beeinflussten Worte zuweilen sogar die, die sich gegen sie sträubten. Das war ihr Zauber und ihr Fluch.

Tot, dachte Hella und wandte den Blick vom Fenster ihres Arbeitszimmers ab, hieß dennoch tot. Daran ließ sich nicht rütteln. Aus ihrem Inneren stieg ein Echo ihres Ärgers auf. Wie immer man zu Kai Hochwerth stehen mochte; er und das Leben gingen seit dem 7. Mai getrennte Wege. Das war nicht rückgängig zu machen. Alles andere war postmodern. Pipifax, wie sie gern dazu sagte, Hirnfick, wenn sie es darauf anlegte, ihr Gegenüber zu brüskieren, meistens die austauschbaren Praktikantinnen.

Die aufgehende Sonne traf die Weinranken am Haus. Ein flackerndes goldgrünes Licht erfüllte das Zimmer, was, wie sie zugeben musste, hübsch aussah. Langsam trank sie ihren Kaffee aus. Dann faltete sie die Zeitung zusammen und legte sie zu den anderen auf den Stapel an der Wand.

Ihren Mann fand sie in der Küche beim Eierbraten. Das Radio lief. Verkehrsmeldungen. Bundesliga. Es roch nach Rasierwasser und Speck, obwohl ein Fenster offen stand.

Seine Schönheit traf sie wie ein Schlag. Im Morgenlicht sah er noch charismatischer aus. Die klaren Züge. Sein kräftiger Rücken mit den stabilen Schultern. Die schmale Taille über einem straffen Po. Sie gab sich der Betrachtung eine Weile hin. Er war der anziehendste Mann, mit dem sie je zusammen gewesen war. Dort am Herd, schlaksig, schlank und braungebrannt, wie er mit ruhigen Bewegungen die Eier briet, war er unwiderstehlich. Er war so sexy in seiner verschlafenen Versunkenheit, dass sie ihn wollte. Auf dem Küchenboden. Jetzt.

»Gut geschlafen?«

Er lächelte. Sein schwarzes Haar war nass vom Duschen. Die Freizeithosen und das gestreifte Leinenhemd verrieten, dass er vorhatte, sich dem Garten zu widmen.

»Nimmst du es heute mit der Wildnis auf?«

»Bestes Draußenwetter«, murmelte er.

Sie legte ihm die Hand in den Nacken und fuhr ihm

kräftig durch die Haare am Hinterkopf. Er schloss die Augen. Beiläufig erwähnte sie die Weinranke.

»Ich muss in die Redaktion«, fügte sie hinzu.

»Wollten wir nicht mit dem Boot raus?«

»Ja.«

»Ja und?«

»Es gibt einen Toten. Vom Theater, weißt du. Hochwerth.«

»Wir verlernen noch, wie das geht mit dem Paddeln.«

»Das war wirklich nicht vorauszusehen. Er hat –« Sie unterbrach sich. »Suizid«, sagte sie dann. »Das wird Wellen schlagen. Ich habe noch nicht mal gewagt, mein Handy einzuschalten.«

»Es gefällt mir nicht, dass du es nachts wieder am Bett hast.« Mit einem Pfannenheber, den er aus der Spülmaschine holte, widmete er sich wieder den Eiern. »Die hochfrequente Strahlung ist nicht gut. Sie ist schlecht für dich.«

»Allein der Tod ist schlecht für mich.«

Da hörte er schon nicht mehr zu.

Sie nahm ihre Jacke von der Garderobe im Flur, wo sein Handy lag, das er, sobald er nach Hause kam, in eine dort befindliche Schale legte, öffnete die Tür und trat zum zweiten Mal an diesem denkwürdigen Morgen hinaus in die warme, durchsonnte Frühlingsluft.

T, wie sie ihn in Gedanken nannte. T. Das war der erste Buchstabe seines Vornamens. In Büchern schrieben sie das so, wenn sie den Namen nicht preisgeben wollten, wenn die Person nicht erkannt werden sollte. *Heute mit T gefrühstückt. Spiegeleier. Letzter Kuss von T, bevor ich das Haus verließ. T verschnitt die Weinranken, während ich im Liegestuhl im Garten lag und las.* Meistens handelte es sich um Enthüllungsbücher oder Autobiographien, in denen die Identität einer Person geheim bleiben musste und so erst recht zum Gegenstand des Interesses wurde. Und im Grunde wusste jeder, wer dieser geheimnisvolle T oder B oder X war. Jeder, der es wissen wollte. Bei ihr hatte der erste Buchstabe des Vornamens einen anderen Grund. Wenn Hella gedanklich mit T hantierte, fand sie sich selbst ein bisschen geheimnisvoll.

Hätte T ihr an diesem Morgen zugehört, hätte er sie nicht so einfach gehen lassen. Er hätte die Eier aus der Pfanne auf den Teller geschoben, die Schultern im Leinenhemd leicht angezogen und sie vorwurfsvoll angeschaut.

Warum sie nicht einfach ihren Job machen könne wie alle anderen, hätte er in seiner typischen, die Konsonanten vernuschelnden Aussprache gesagt. In einem weichen Bereich wie der Kultur müsse sie nicht herumtoben wie eine wütende Hyäne. Das Zähnefletschen solle sie den Politikredakteuren überlassen. Den Kriegsberichterstattern. Den Sportreportern. Ob ihre Gesundheit nicht schon genug unter der vielen Arbeit leide. Außerdem verlange ihr das eine unnatürliche Härte ab. Elefantenhaut. Dickes Fell. Was am Ende auch ihrer Weiblichkeit schade.

»Mach dir um meine Weiblichkeit keine Sorgen«, hätte sie ihrem Mann geantwortet, mit der gebotenen ironischen Sinnlichkeit, wenn er sie an diesem Morgen wahrgenommen und alles das gesagt hätte. Dinge, die mit ihrer inneren Unruhe schlecht zu vereinbaren waren. Die sie jetzt nicht gebrauchen konnte, dachte Hella Karl, während sie den Cinquecento über das Kopfsteinpflaster den Anstieg hinauf auf die zweispurige Straße durch den Grunewald steuerte und Lippenstift auftrug, wobei sie kurz vom Gas ging.

Die Einmischung ihres Mannes irritierte sie fast immer. An diesem Vormittag hätte sie massiv gestört.

Sie brauchte einen klaren Kopf. Ein Nachruf musste geschrieben werden. Einen Nachruf wie diesen konnte sie nicht Heiko Sellim überlassen oder einem der Theaterkritiker. Sie musste ihn selbst verfassen. Da durfte nichts aus dem Ruder laufen, zumal sie die Verantwortung für die Kulturseiten trug. Und wenn sie ehrlich war, und Ehrlichkeit gehörte zu ihrem Beruf, war die Berichterstattung im Fall von Kai Hochwerth nicht durchgängig geglückt.

Die Sonne kam direkt von vorn. Sie klappte die Blende herunter. In Gedanken versuchte sie, ein gerechtes Bild von Kai Hochwerth zu skizzieren. Scheidungskind. Aufgewachsen im Neubauviertel einer Kleinstadt. Einfache Verhältnisse. Brandlöcher im Sofa, Alkis vor dem Kiosk, geborstene Stromkabel, morgendliche Randale. Vater Schlosser. Mutter mit Ambitionen, aber ohne die Mittel. Geldnot. Ehrgeiz. Abendschule. Das alles unterschied sich nicht so sehr von ihrem eigenen Hintergrund, dachte Hella, wobei der Vergleich einen unerfreulichen Schatten auf ihre Hirnhaut warf.

Eine Ampel war rot, wodurch sie etwas Zeit gewann. Das Handy auf dem Beifahrersitz war immer noch aus. Normalerweise verkoppelte sie es sofort mit der Freisprechanlage. Jetzt lag es da, schwarz und stumm und glänzend. Und je länger es dort so lag, umso größer wurde ihr Widerwille, es einzuschalten. Diese Regung war ihr neu.

Ihr Smartphone war die Nabelschnur zur Welt. Das mochte etwas hochgegriffen sein, kam der Sachlage aber recht nah. Hella Karl konnte sich ein Leben ohne Handy nicht mehr vorstellen. Textnachrichten und Tweets bedienten ein tiefes menschliches Bedürfnis, das andere mit Zigaretten oder Drogen stillten. Und das war, Strahlung hin oder her, in jedem Fall gesünder. Allerdings, davon war sie überzeugt, markierte das Gerät das Ende einer Ära. Klicks und Likes waren der Ruin der Debattenkultur in dieser satten Republik.

Das enge Verhältnis zu ihrem Smartphone war auch ein Zeichen ihres Einzelgängertums. Denn das war sie, Hella Renata Karl. Ein Solitär. Solitär aus Leidenschaft. Mit dem für Einzelgänger typischen Verlangen nach Menschen. Die Menschen durften ihr nur nicht zu nahekommen. Nähe ließ sie ausschließlich über Körperlichkeit und Berührungen zu, und da wurden die Dinge schnell kompliziert, wenn man in einer Beziehung steckte.

Ihrem Handy jedenfalls hatte sie nie den geringsten Widerwillen entgegengebracht. Schöne Grüße an T.

Doch nicht das Neue an der Regung war es, das eine leise Besorgnis in ihr weckte. Die Besorgnis, begriff Hella Karl, kam von woanders her.

Sie kam von früher, aus der Zeit nach dem Abitur. Damals hatte sie ihren ersten festen Freund gehabt. Für ein knappes, aber intensives Jahr voller Motorradtouren in die nähere Umgebung und einmal sogar bis hinauf nach Norwegen. Er war ein ehrgeiziger, hübscher Junge gewesen, bessergestellt, im Bett angenehm forsch, aber sensibel. Bis er eines Tages nicht mehr ans Telefon gegangen war. Zuerst hatte er auf das Telefonklingeln nicht mehr reagiert, später auch nicht auf das Klingeln an der Tür.

An manchen Tagen konnte er die Wohnung nicht verlassen, schließlich ging er überhaupt nicht mehr raus. Er schaffte es nicht, nicht einmal zum Supermarkt an der Ecke. Sein dunkler Widerwille schlug ihr oft schon vor der Haustür entgegen, draußen auf dem Gehweg, wo sein Chopper stand, Ledersitz und Lack verklebt vom Lindenblütensaft. Eines Tages behauptete er, gewaltsam in seiner Wohnung festgehalten zu werden, überwacht von den Menschen im gläsernen Fahrstuhl, der an der Außenwand des Mietshauses neben seinem Schlafzimmerfenster auf- und abfuhr. Schließlich hatte er sich in einem klaren Moment selbst in die Psychiatrie eingewiesen, wo er bald nicht wiederzuerkennen war, das Gesicht fahl und aufgedunsen. Jeder Besuch bei ihm hatte sie in eine wattierte, weltferne Wüste geführt, die von den bunten Wachsstiftzeichnungen an den Wänden noch grauer wurde und sie so deprimierte, dass sie ihre Willenskraft erst nach Tagen wiederfand. Und die brauchte sie, denn sie steckte mitten im Volontariat bei einer Zeitschrift, die einen nicht gerade freundlichen Umgangston pflegte.

Jemanden wie sie, die als Schlüsselkind mit der Dynamik der Straße aufgewachsen war, kostete so viel Antriebslosigkeit eine übermenschliche Energie.

Die Krankheit damals hatte sich schleichend entwickelt und war dann schockhaft ausgebrochen. An einem ganz normalen Tag. Die Zeichen waren alle da gewesen, dachte Hella Karl. Wie so oft. Und wie so oft wurden sie ignoriert oder nicht wahrgenommen. Und wenn das Resultat nicht mehr zu übersehen war, fiel man aus allen Wolken. Genau das, wurde ihr bewusst, konnte sie zum Aufhänger ihres Artikels machen: Die Sonne ging über dem Funkturm auf, der Himmel war blau. Und irgendwo auf der anderen Seite der Welt erwachte jemand zum ersten Mal nicht. Nach vierundfünfzig Lebensjahren war er plötzlich verschieden. Das war das richtige Wort. Verschieden. Er war nicht mehr von dieser Welt, er war anders. Natürlich war es grundsätzlich einfacher zu glauben, nichts würde sich ändern, alles würde immer so weitergehen. Die Leute verwendeten viel Kraft und Phantasie auf diesen Glauben. Und er hatte etwas für sich, das sah auch Hella ein. Wenn alles beim Alten blieb, konnte die Zukunft nicht schrecken. Das zu glauben, half. Allerdings besaß sie, wie sie annahm, dieses kindliche Vermögen schon lange nicht mehr.

Kai Hochwerth hatte sich ohne Vorwarnung abgesetzt.

Doch vielleicht hatte auch bei ihm alles offen zutage gelegen. Und war unbemerkt geblieben, sogar von ihm selbst. Vielleicht hatte er sich an jenem Abend in der Konzertgarderobe von Sydney in einen Sessel vor den Spiegeln gesetzt, während seine Frau auf der Bühne die *Casta Diva* sang. Wie an den Abenden zuvor. Und dann saß er dort, am anderen Ende der Welt, und niemand klopfte, niemand wollte etwas von ihm, alle hatten ihre Rollen zu spielen, nur er hatte keine. Es war nicht seine Produktion. Es war auch nicht sein Theater. Es war noch nicht einmal ein Land, in dem ihn irgendjemand gekannt hätte. Und von dort, wo man ihn kannte, rief niemand an, niemand textete ihm, weil er zu einer Persona non grata geworden war und nun ein im Land der Haie gestrandeter Hai, und als er wie zufällig in den Spiegel sah, schaute dieses fremde, grobporige, verlebte Gesicht zu ihm zurück, worauf er sich, ohne einen weiteren Gedanken, in den Tod stürzte.

Hella Karl wechselte abrupt die Spur. Der Kaiserdamm war dicht befahren, und sie musste einen Gang herunterschalten, ehe sie, riskant den Kreisverkehr schneidend, Zweifel an dieser Version der Geschichte hatte. Um sich zu töten, waren Vorkehrungen nötig. Man musste sich zumindest die Mittel dazu verschaffen. Man musste wissen, wie.

Möglicherweise hatte er den Suizid geplant. Vielleicht hatte er sich einzig aus diesem Grund der Tournee seiner Frau angeschlossen. Ein Selbstmord vor der Kulisse einer berühmten Oper war in dramaturgischer Hinsicht genial. Er erregte Aufsehen. Noch im Abschied hatte er sich ins Zentrum der Aufmerksamkeit katapultiert. Natürlich war das durch und durch egoistisch, wenn auch von großer Hilflosigkeit, was bei Männern seines Schlags keine unübliche Kombination war. *Nicht aus Nächstenliebe*, hatte sie ihn häufig sagen hören, *aus Grausamkeit entsteht die größte Kunst.*

Natürlich gab es Menschen, die die Möglichkeit der Selbsttötung von vornherein in ihre Lebensplanung einkalkulierten. Auch das, dachte Hella Karl, als sie in einem kurzen Stau vor der Siegessäule ihr Make-up im Rückspiegel prüfte, war ihm zuzutrauen. Der Freitod konnte ein wichtiger Bestandteil seines selbstbestimmten Lebens gewesen sein. Vielleicht hatte er sich schon vor Jahren alles Nötige beschafft.

Zu Mitgefühl war sie nicht bereit. Freude verbat sich aus ethischen Gründen. Verständnis hatte sie für diesen Mann zwar gelegentlich aufbringen können, nicht jedoch jetzt, und ein moralisches Urteil zu fällen, kam nicht in Frage, schließlich schrieb sie nicht für eine Kirchenzeitung. Solange man nichts über die Hintergründe wusste, war ein sachlicher Zugriff am besten. Von Trauer sollten andere schreiben.

Sie schaltete das Handy ein. Wie erwartet, war die Welt in Aufruhr. Ohne sich das im Einzelnen anzusehen, wartete Hella eine Rotphase ab, ehe sie Heiko Sellim eine knappe SMS schickte und ihn bat, sie über den aktuellen Stand in der Redaktion zu informieren, aber nur einen erhobenen Daumen zur Antwort erhielt.

Nach einem überraschend ruhigen Vormittag, die Kollegen ließen sie nach erstem aufgeregten Durcheinander ungestört, Sellim war zu einem Termin außer Haus, und die Baustelle auf der Straße lärmte weniger als sonst, war der Artikel fertig. Sie speicherte ihn ab. Vor Redaktionsschluss würde sie ihn wie gewohnt noch einmal durchgehen. *Tragisches Ende einer großen Karriere.* Das war eine Möglichkeit. *Dramatik hinter den Kulissen* eine andere. Zum Lunch war sie mit Edith in der Kantine verabredet.

Die Kantine lag im Erdgeschoss des Redaktionsgebäudes, und zwei der drei Menüs auf der Essenstafel waren bereits durchgestrichen. Es war kurz vor zwei. Sie nahm, was übrig war, gedünsteter Lachs mit Schwarzwurzel und Kartoffeln, und einen kleinen Salat.

Edith steuerte einen Tisch am Fenster an. Die Spuren der jüngsten Diät waren ihr noch anzusehen. Sie war unsagbar dünn geworden. Das kurze Haar ließ ihr Gesicht noch schmaler wirken, die Bluse schlackerte um die eckigen Schultern. Durch das viele Fasten wirkte sie älter, die Reinigungskur, wie sie das nannte, tat ihrem Äußeren nicht gut. Auf Anfang dreißig, dachte Hella, würde sie niemand mehr schätzen.

»Den Lachs haben sie wieder halbtot gekocht. Aber der Mensch lebt nicht vom Sellerie allein, was?«

»Wenn man sich an den Geschmack gewöhnt«, sagte Edith und hängte ihren Jutebeutel über die Lehne, »möchte frau nichts anderes mehr. Kein Fleisch, kein Fett, kein Mehl.« Sie betrachtete das Essen vor sich auf dem Teller. »Keine industriell verarbeiteten Lebensmittel. Und Alkohol schon gar nicht.«

»Da sind wir auf der sicheren Seite.«

»Findest du nicht, dass der Speiseplan eine Generalüberholung verdient hätte? Es fehlt an Alternativen. Obstcocktails. Frische Säfte. Smoothies.«

Edith war seit anderthalb Jahren in der Redaktion, eine Soziologin, die zum Journalismus übergelaufen war, konvertiert, wie Hella in sarkastischen Momenten sagte, und also radikal geworden. Im Augenblick war sie für die Tagestipps zuständig. Sie nahm das sehr ernst. Seit Edith das machte, waren die aus dem Überangebot in der Stadt ausgewählten Tipps grüner und skurriler geworden. Sie empfahl Ausstellungen zu gendergerechter Kunst oder Vorträge über die Vegetarierbewegung der neunzehnhundertzwanziger Jahre, und letzte Woche erst hatte sie ein Seminar zur Entwicklung von Steinpapier beworben, das ein Engländer irgendwo in Kreuzberg gab. Ihm zufolge führte das Drucken von Zeitungen und Büchern direkt in den Klimakollaps. Steinpapier, hatte Hella gedacht, lauter kleine Revoluzzer, doch das hatte sie ausnahmsweise nicht laut gesagt.

»Nicht allein das viele Sitzen verkürzt die Lebenszeit«, sagte Edith, die sich wieder mitten in einem Vortrag zu befinden schien. »Auch Zucker. Fleisch- und Milchprodukte. Meine Heilpraktikerin ist überzeugt, dass die

Menschen zu viel Brot essen. Brot verklebt die Darmzotten. Verklebte Darmzotten führen zu chronischer Abwehrschwäche; das traurige Leiden unserer Epoche.«

»Schreib eine Glosse. Brot: Achtung Lebensgefahr!«

»Du nimmst mich nicht ernst.«

Hella musste lachen. »Vielleicht wurde Hochwerth ein Stück Brot zum Verhängnis.« Das war eine unbedachte Äußerung, wie sie sofort feststellte, denn Edith hob den Kopf. Sie schaute sie aufmerksam an, herauskatapultiert aus ihrer agitatorischen Stimmung. Aber es war nicht rückgängig zu machen. Also fügte Hella hinzu: »Man weiß nie, in welchem persönlichen Dunkel die Menschen umherirren.«

Edith, die ihren Fisch nicht angerührt hatte, schüttelte den Kopf. »Ich habe ihn ja nie kennengelernt.« Sie nahm ihr Messer und stellte es senkrecht wie eine Fahnenstange auf die gelbe Wachstuchdecke. »Aber hat die Kunst nicht die Kraft, uns zu läutern? Ist sie nicht das, was uns retten sollte? Unsere Schmerzen lindern, uns mit dem Schönen und Guten über dieses Tal der Tränen hinwegtrösten? Hätte er sich nicht in die Kunst statt in den Tod stürzen sollen?«

Hella probierte den Lachs.

»Hättest du das gedacht? Dass er zu so was fähig ist?«

»Das weiß man nie.«

»Bei manchen Leuten nicht, nein.«

»Hochwerth war ein Solitär.«

»Ja und? Soll er uns deswegen jetzt leidtun?«, echauffierte sich Edith. Anzeichen von Röte zeigten sich an ihren Augen, was Hella mit einem Anflug von Verachtung registrierte. Zu wenig Selbstbeherrschung für ihren Geschmack.

»Wir sollten einen kühlen Kopf bewahren«, sagte sie kühl.

»Und seine Frau? Patrizia Mingo ist auf dem Höhepunkt ihrer Karriere! Ich habe neulich eine Aufzeichnung aus der Mailänder Scala gesehen. Atemberaubend.«

»Haben wir schon einen O-Ton von ihr?«

»Wenigstens Künstler*innen sollten die Fähigkeit zur Empathie besitzen.«

»Für das Sternchen hätte er sich aber bedankt«, sagte Hella. »Wir sollten in Erfahrung bringen, wie es der Mingo geht.«

»Das hatte ich vor«, sagte Edith. »Aber dann war ich den ganzen Morgen nur damit beschäftigt, Leute abzuwimmeln. Meistens Kollegen von anderen Blättern.«

»Die sollen ihre Hausaufgaben selber machen.«

»Sie haben nach dir gefragt.«

»Nach mir?«

»Du bist über Nacht berühmt geworden, Hella.«

»Bleib sachlich.«

Edith teilte den Lachs in feine Streifen. »Sie wollten eine Stellungnahme. Wo du mit ihm ganz gut konntest. Vor seinem Rauswurf.«

»Er wurde nicht rausgeworfen.«

»Sie denken, du hast ihn nach dem Rauswurf noch mal getroffen.«

»Er hat gekündigt. Und wer sagt, dass ich mit ihm gut konnte.« Hella wurde von einer Gräte abgelenkt. »Da werfen die Kollegen *uns* Sensationsberichterstattung vor?«, sagte sie, als sie die Gräte erwischt hatte.

»Ich hab ihnen gesagt, dass du keinen Wert darauf legst, Leute privat zu treffen, über die du journalistisch arbeitest.«

»Nein, darauf lege ich keinen gesteigerten Wert.«

»Genau das habe ich gesagt, Hella. Dass du in dieser Sache auch nicht mehr weißt als sie.«

»Ich weiß, dass die verehrten Kollegen offenbar schon anfangen, die Tatsachen zu verdrehen. Dabei ist der Mann erst einen Tag tot.«

»Das Problem ist, dass wir alle noch zu wenig wissen.« Edith langte über den Tisch. Sie legte ihr die Hand auf den Arm und lächelte. »Mach dir keine Sorgen. Es wird sich alles finden, Hella. Glaub mir.«

Hella zog den Arm zurück. Denn genau das würde sie für den Rest des Tages tun. Sich Sorgen machen. Bis jetzt hatte sie das von sich ferngehalten. Es war ein schöner Morgen gewesen. Ein dunstiger Schleier hatte über Berlin gehangen, als sie auf ihrem Lieblingsstück der AVUS den Blinker gesetzt hatte, um sich in eine der Spuren einzufädeln, die sich in weiten Schwüngen vor dem Funkturm kreuzten. Der Pförtner hatte wie immer einen Spruch auf den Lippen, der ein Flirt sein konnte oder auch nicht, und von der Geschäftsführung hatte sich noch niemand blicken lassen. Aber nun, mit dieser irrtümlich auf ihrem Arm gelandeten Hand, erwischte es Hella mit voller Wucht. Die Sorge vor den Konsequenzen. Wenn sie nicht aufpasste, lief sie Gefahr, Hochwerth am Ende noch Rache zu unterstellen, Rache an ihr, Hella Renata Karl. Und das war gar nicht ihre Art.

Es lag an diesem Mittagessen. An Ediths Vertraulichkeit. Die Vertraulichkeit war schon an gewöhnlichen Tagen eine Zumutung. Und erst die Art, wie diese dünne Frau geradezu zwanghaft ihren Vornamen sagte: Hella, mit einem übertriebenen Hinauszögern des Laterallauts, wobei sie ihre abgemagerte Zunge beinahe anzüglich an die Schneidezähne legte, so dass das gestraffte dunkelrote Zungenbändchen zu sehen war.

Zum Vorwurf machen konnte Hella ihr das nicht. Bei genauer Betrachtung, und daran war sie von Berufs wegen gewöhnt, hatte sie sich das selbst zuzuschreiben, sich und ihrer hitzigen Ader, diesem Herumgetobe, wie T das nannte, eine ungestüme Leidenschaft, die sie manchmal überkam, eine rohe Aufwallung von Lebenslust. Edith schien ganz besonders dazu einzuladen. Wie auf dem Fest vor anderthalb Jahren, als die Kulturelite der Hauptstadt versammelt war. Es war eines der letzten großen Feste in der Redaktion gewesen. Hella erinnerte sich gut daran, denn danach hatte es nur noch Krisentreffen gegeben. Jemand aus der Geschäftsführung hatte Geburtstag gehabt, und die Redaktionsräume waren aus allen Nähten geplatzt, vor allem in der Nähe der Getränke.

Hella hatte sich, wie immer zu solchen Anlässen, mit Bedacht gekleidet. Das Anziehen und Umziehen war jedes Mal ein kleiner Kampf, den sie, unbemerkt von T, hinter verschlossener Tür absolvierte. Er trübte die Freude auf das Fest. Der offene Kleiderschrank, der Anblick der auf dem Bett verstreuten Klamotten lähmten sie. Das passende Outfit zu finden, kostete sie eine ungeheure Anstrengung. Zähe Minuten, in denen sie sich in keiner Hose, keiner Bluse, keinem Kleid mochte. Die Lähmung kam von ihrer Mutter, davon war Hella überzeugt, was die Sache nur verschlimmerte. Vor jedem Termin auf dem Arbeitsamt hatte ihre Mutter mit falschem Schwung in den Spiegel geschaut und wieder und wieder dasselbe Mantra aufgesagt. *Schick angezogen ist schon die halbe Miete*. Und dann hatte sie sich zwischen den beiden guten Kleidern, die sie besaß, nicht entscheiden können und den Termin verpasst.

Am Tag des großen Festes in der Redaktion hatte Hella sich für das entschieden, was man trägt, wenn man respektiert werden will, ein teures Nadelstreifen-Jackett. Darunter zog sie einen Body, der den Wert des Respekts auf die Probe stellte. Der Body war so eng, dass er die Brüste, schon von Natur aus ansehnlich, in ihrem Push-up-BH noch betonte. T mochte das. Beim Abschied an der Haustür hatte er seine Hände unter ihr Jackett geschoben und ihr eine weiche Anzüglichkeit ins Ohr geraunt, die mit dem Appetit zu tun hatte, den man sich draußen holte; gegessen werde zu Hause.

Irgendwann an diesem Abend fühlte sie sich von Edith ausgespäht. Seit Tagen ließ Edith sie nicht aus den Augen, hing mit einem beseelten Blick an ihr, brachte ihr unaufgefordert Kaffee ins Büro oder wollte Besorgungen übernehmen. Eine übermütige Laune hatte Hella da erfasst. Bald stand sie im Gedränge hinter ihr. Die Menge schob sie so dicht an Edith heran, dass Körperkontakt nur noch mit viel Widerstand vermeidbar gewesen wäre. So sah Hella das jedenfalls im Nachhinein. Ihr Oberkörper war mit Edith in Berührung gekommen. Ihre Brüste glitten langsam und mit Druck über Ediths dünne Schulterblätter. Noch der Spitzenbesatz des Push-ups musste zu spüren gewesen sein. Sie hatte nichts dagegen unternommen, sondern gelächelt und sich weiterschieben lassen. Und wenn sie ehrlich war, hatte sie sogar ihr Jackett noch eine Winzigkeit aufgeklappt.

Seither schien Edith sich einzubilden, dass es zwischen ihnen eine untergründige Verbindung gab, irgendeine geheime hochfrequente Strahlung, was dazu führte, dass sie sich Vertraulichkeiten erlaubte. Diese imaginäre Strahlung war, wie Hella dachte, weitaus folgenreicher als die ihres Handys.

Sie sah auf die Uhr. »Wie spät ist es jetzt in Sydney?«

»Fast zehn Uhr abends.«

»Es wäre gut, wenn seine Frau noch zu erreichen wäre. Dann bringen wir zum Nachruf ein kurzes Interview mit ihr.«

»Sie geht nicht ans Telefon. Und kein Zeichen von ihr in den sozialen Netzwerken.«

»Ich häng mich selber an die Strippe. Irgendwer muss dort zur Verfügung stehen.«

So war es. Nach mehreren Anläufen hatte Hella jemanden in der Leitung, wenn auch nicht die Ehefrau, die von der Bühne weg in ein Krankenhaus gebracht worden war, nachdem sie einen Zusammenbruch erlitten hatte, glücklicherweise nicht während der Vorstellung, sondern als der Vorhang schon gefallen und der Applaus verklungen war. Drei stehende Ovationen hatte es gegeben mit Pfiffen und Trampeln, der Dirigent war auf die Bühne gekommen, begleitet von der ersten Geigerin, es hatte Umarmungen, Küsse und Blumen gegeben, üppige Inkalilien, und daraufhin war Patrizia Mingo zu ihrem Mann in die Garderobe geeilt und hatte ihn tot vor einem Sessel liegend gefunden. Die Inkalilien waren zu Boden gerauscht. Sie hatten sich in der gesamten Garderobe verteilt. Eine Kaskade orangeroter Blüten.

Am anderen Ende der Leitung hatte Hella ihren deutschen Manager. Er war so deutlich zu hören, als säße er im Nebenzimmer. Patrizia Mingo, erfuhr sie, war in psychologischer Betreuung. Die Kinder ebenfalls. Kinder waren also auch im Spiel. Hella wechselte das Ohr und nahm einen Stift aus dem Becher vor ihr. Wie sich herausstellte, hatten Sohn und Tochter ihre Mutter auf der Tournee begleitet; ein Familienausflug zu den berühmtesten Opernbühnen der Welt. Die Kinder waren beide über achtzehn. Die Volljährigkeit, sagte der Manager, schütze sie aber nicht vor den psychischen Auswirkungen der väterlichen Verzweiflungstat. Er bitte um Geduld. Seine Stimme klang jung, und er bemühte sich, sie in eine dem Anlass entsprechende Grabestiefe hinunterzuschrauben, was ihm nicht durchweg gelang.

»Weiß man –? Ich meine, wie –«

»Tabletten«, sagte der Manager knapp. »Die Untersuchungen sind noch nicht abgeschlossen.«

»Ein Abschiedsbrief? Irgendein Motiv?«

»Leider nein.« Er machte eine Pause. »Seiner Frau soll er vor ihrem Auftritt noch gesagt haben, dass er sich auf das Känguru-Tatar im Aria freue. Das ist das Restaurant, in dem sie einen Vierertisch reserviert hatten. Direkt gegenüber der Oper.«

»Im Aria?«

»So heißt das Lokal, ja.«

»Wann kann ich mit Frau Mingo sprechen? Ihre Tournee wird sie ja wahrscheinlich unterbrechen müssen.«

»Erst mal ist alles abgesagt.« Dem Manager war anzuhören, dass ihm das ganz und gar nicht passte.

Der Text, den Hella am Vormittag geschrieben hatte, konzentriert und mit zwei schnellen, am Automaten gezogenen Kaffees, fand auch am Nachmittag noch ihre Zustimmung. Sie ging ihn vor Redaktionsschluss durch, und als sie ihn vor sich auf dem Bildschirm sah, gesetzt und redigiert, stellte sie fest, dass sie die Zeitung mit in die Verantwortung nahm, ihre Zeitung, das Blatt, für das sie seit zwölf Jahren schrieb, sieben davon als Leiterin des Feuilletons.

Abends auf dem Rückweg, zwischen Ausfahrt Hüttenweg und Spanische Allee, fiel Hella ein, dass sie hatte einkaufen wollen. T hatte angerufen. Es fehlte an Milch und Eiern und einem Abendessen. Er selbst war mit den Weinranken beschäftigt und hatte keinen Nerv gehabt, sich aufs Rad zu setzen und den Berg hinauf nach Griebnitzsee zu radeln. Manchmal war er so, übergangslos genervt, ohne dass zu erkennen gewesen wäre, was ihn so aufbrachte. Weil aber häufig sie es abbekam, vermutete Hella den Grund irgendwo bei sich. Vielleicht war sie ihm manchmal zu viel. Mit ihrer Arbeit, ihren Ansprüchen, ihrem Alter. Die Abendessen der letzten Wochen hatte er zubereitet.

Sie hielt an der Spinnerbrücke neben Hunderten geparkten Motorrädern und betrat die Raststätte, um zwei Portionen Schnitzel mit Pommes und Gurkensalat zu bestellen. Während sie wartete, suchte sie nach einer kleinen Überraschung für T, fand aber nur überteuerte H-Milch im Kühlregal, von der sie schließlich zwei Packungen kaufte.

Die Frau, die ihr die Styroporschachteln über die Theke reichte, hatte einen Oberlippenbart. An ihrem Hals prangte ein tätowiertes Krokodil. Krokodile, Haie, Kängurus. Australische Fauna, beschloss Hella, würde sie heute nicht länger dulden. Sie hatte jetzt Feierabend. Sie war auf dem Nachhauseweg. Nur die Armut, die diese Frau verströmte, deprimierte sie. Armut verdarb die Lust an jeder noch so pointierten Formulierung.

In überhöhtem Tempo bog sie in die kleine Straße Am Waldrand ein. In ihrer Siedlung standen die gelben Säcke der Nachbarn am Bordstein. Eine Brandung aus Plastikmüll vor den gepflegten Gärten. Sie bog noch einmal ab und wich dem größten Schlagloch aus. Das Land hatte sie wieder. Natürlich war es nicht wirklich das Land. Nichts erinnerte an Feldarbeit und Vieh. Die kleine Enklave von Einfamilienhäusern und ausgebauten Remisen lag, malerisch von Wasser und Landschaftsparks umschlossen, direkt an der Grenze zwischen Potsdam und Berlin.

Kam sie abends aus der Redaktion und bog auf die holprigen Straßen ein, empfand sie Erleichterung. Sie atmete freier. Anfangs hatte sie das überrascht. Und immer noch war es so, nach all der Zeit, die sie hier wohnte, hier zu Hause war, gemeinsam mit T, sechs Jahre kinderloser, haustierloser Zweisamkeit in einem Einfamilienhaus aus den dreißiger Jahren, unverheiratet, Gott sei Dank, dachte Hella, *du bist ja auch mit deiner Zeitung verheiratet*, warf T ihr in übellaunigen Momenten vor, in letzter Zeit häufiger.

Die Ruhe hier draußen war körperlich.

Sie parkte den Fiat unter dem Dach der zu allen Seiten hin offenen Garage. Auf dem Gartenweg schlug ihr ein erdiger Geruch entgegen, frisches junges Gras, ein Vorbote des Sommers. Die Sonne war schon untergegangen. Am hellen Abendhimmel stand ein erster Stern. Sie liebte diesen Augenblick, wenn die Laternen entlang der kopfsteingepflasterten Straße aufflammten, die Abendstunde zwischen Dämmerung und Dunkelheit. Sie stand am Zaun, den Ansprüchen des Tages entkommen, denen der Nacht noch nicht ausgesetzt. Das Blau wurde tiefer. Von den Wiesen am Ufer her rief ein Fasan. Sein Krächzen erinnerte Hella Karl an die Pumpe auf dem Hof der Großeltern. Es klang, als hätte jemand den rostigen Pumpenschwengel zweimal kurz hintereinander bewegt.

Das Licht am Haus ging an, und als sie den Schlüssel aus der Handtasche nahm, sah sie einen Schatten über den Rasen fliegen, der von hoch oben zwischen den Baumwipfeln herrühren musste. Dann steckte sie den Schlüssel ins Schloss.

ZWEI

Beim Aufwachen war Hella nassgeschwitzt. T lag von ihr abgewandt, am Rand des großen Bettes, für das sie sich gemeinsam entschieden hatten. Zwei Meter in der Breite mit jeweils zwei Einzelmatratzen. Das war für sie beide wichtig gewesen, eine Vorliebe, die bei Hellas früheren Männern Befremden ausgelöst hatte. Immer stand der unausgesprochene Vorwurf im Raum, sie würde sich im Schlaf entziehen. T aber war sofort einverstanden gewesen. Er brauchte schlafend keinen Körperkontakt.

Hella hörte ihr Handy brummen. Nackt, wie sie war, ging sie ins Bad, das Handy an den Körper gepresst, um ihren Mann nicht zu wecken. Dass sie nackt geschlafen hatte, überraschte sie. Es erklärte aber auch, warum sie unter der Hitze fror.

Vor dem Einschlafen hatte sie noch eine Weile wach gelegen. Sie hatte den Geräuschen gelauscht, dem Wind vom See, dem Atem des Mannes neben ihr, der ruhiger ging als ihrer. Hella Karl schlief ungern nackt. Kälte und Hitze griffen den ungeschützten Körper an, die Decke klebte an der Haut. Albträume drangen ungehindert durch die Poren. Am meisten quälte sie die Angst, nicht bereit zu sein, falls das Haus abbrannte oder ein Krieg ausbrach. Doch diesmal, das würde sie T zu verstehen geben, war es ungewohnt und schön gewesen.

Beim Duschen drehte sie das Wasser voll auf. Sie rasierte Beine und Achseln und massierte mit dem Badeschwamm aus Konjacwurzel nach, ein Ritual, das sie nur selten schaffte. An diesem Morgen ließ sie sich Zeit. T war gestern überraschend heftig gewesen. *Wilde Nacht mit T. Ich lag im Bett und las, als er hereinkam. Seinem Gesicht war anzusehen, was er wollte.* Das heiße Wasser und der eiskalte Strahl, mit dem sie anschließend ihren Körper abschreckte, gaben Hella das Gefühl prickelnder Lebendigkeit. Noch strömte die Nacht durch ihre Adern. Ts Schwere. Sein Drängen. Die ausdauernde Zärtlichkeit. Ihr ganzes Wesen hatte sich entspannt.

Als sie aus der Dusche stieg, brummte das Handy auf dem Hocker. Es brummte lästig, lange und laut. Doch die morgendlichen Minuten im Bad gehörten ihr allein. Die Haare nass, die Augenbrauen leicht verwüstet, sah sie sich im Spiegel an. Sie war schön. Das brauchte keinen zweiten Blick. Männer hatten ihr das oft gesagt. T hatte ihr das oft gesagt. Ihr Strahlen, wenn sie glücklich war, ihr starker Wille, ihr jugendliches Temperament, das waren Reize, die er liebte. Obwohl nicht länger jung, konnte sie immer noch strahlen. Die Fältchen an den Augen waren nicht besonders tief, und nur ein einziges Haar ihrer Augenbrauen war bisher weiß gewesen.

Hella trug Mascara auf. Sie strich ein paar Krümel aus den Wimpern, zog den Lidstrich nach, die übliche Routine. So viel Zeit musste sein, auch an diesem Morgen, da es einen Toten gab. Einen Toten, der sie etwas anging, ob sie wollte oder nicht. Da waren die Umstände seines Todes. Da waren sie und ihre Zeitung und die Vorgeschichte. Da waren die Berühmtheit des Toten, seine prekäre Herkunft, der rasante Aufstieg, der Fall. Da war ihre besondere Beziehung zu ihm. Die so besonders vielleicht gar nicht gewesen war. Ihr Nachruf stand heute groß auf Seite 3. *Im fernen Australien. Der Ehemann einer berühmten deutschen Opernsängerin. Vor der herrlichen Kulisse der Sydney Opera.*

Sein überraschendes Ableben war jetzt schon eine Nachricht von gestern. Hella atmete auf. Das Leben war nicht länger als die Zeit, die man verlor. Wie leicht die Toten doch vom Tisch zu wischen waren. Wie flüchtig ihre Schatten. Wie vergänglich noch ihr schlimmstes Tun. Fast empfand sie eine leise Verachtung.

Sie nahm das Handy vom Hocker, ließ die Gesichtserkennung scannen und öffnete ihren Insta-Account. Dann Twitter. Unbekannte beschimpften sie, drohten ihr. Alles Mögliche wollte man mit ihr machen. Man wollte sie beleidigen und bespucken, ihr Haus anzünden, ihr den Schädel einschlagen, sie vergewaltigen und verbluten lassen. Der ganze Unrat, den Menschen in erstaunlich kurzer Zeit produzieren konnten, quoll ihr entgegen. Sie überflog das alles nur flüchtig. Weiter unten, entdeckte sie nach kurzem Scrollen, gab es auch Zuspruch, Ansporn, ein paar Worte der Begeisterung, wenn man es großzügig auslegen wollte. Und das wollte Hella. Das brauchte sie an diesem Morgen, das war die Rüstung für den Tag.

Beim Anziehen der Jeans unterdrückte sie einen heimlichen Triumph. Sie war es, die das letzte Wort haben würde. Und weil zwischen dem Einhaken des BHs und dem Zuknöpfen der Bluse noch etwas Raum war, gab sie sich dem Triumphgefühl einen Augenblick lang hin.

Im Bad war es warm. Feuchter Dunst lullte sie ein. Der Spiegel war beschlagen, Nebelschwaden hingen davor. Aus den Schwaden schälte sich langsam ein Gesicht heraus. Zuerst noch verschwommen, unscharf umrissen, dann deutlicher. Der ganze Mann baute sich langsam vor ihr auf. Hella fiel das Handtuch aus der Hand. Lebensnah stand Kai Hochwerth vor ihr im Bad. Groß, raumgreifend und ungekämmt. Nicht, dass sie abergläubisch gewesen wäre. Sie war auch nicht besonders phantasiebegabt. Hella war ein Faktenmensch. Sie war sehr gut imstande, zwischen Fakt und Vorstellung zu unterscheiden.

Trübe, wie hinter einem Schleier, schauten Hochwerths Augen sie an.

»Was für eine Lüge«, hörte sie ihn sagen. »Eine verlogene Scheiße. Böser Bullshit!« Es war die Stimme, die sie aus dem Radio kannte. »Mir fehlt überhaupt nichts! Ich fühle mich saugut. Mir geht es prächtig. Ich strotze vor Gesundheit. Das Känguru-Tatar war hervorragend.«

Hella versuchte, die Hand auf die Türklinke zu legen.

»Das Tatar machen sie nirgends so gut wie im Aria. Ein phantastisches Lokal. Ach überhaupt, Sydney. Die Stadt ist herrlich! Was für Bauten, was für Promenaden. Eine Kunstszene vom Feinsten. Große Visionen. Trendsetter, wo man hinschaut, und überhaupt nur angenehme, kluge Zeitgenossen. Wer hätte das von diesem kulturlosen Kontinent gedacht? Ich hätte schon viel eher zurücktreten sollen! Hätte man mich nicht zum Rücktritt gezwungen, ich wäre nie nach Sydney geflogen. Immer Arbeit, Arbeit, Arbeit. Was für eine grausame Existenz. Gelder auftreiben, Politikern in den Arsch kriechen, sich die Presse vom Leib halten. Und dann die Regisseure mit ihren elitären Allüren und die Schauspielerinnen mit ihren emanzipierten Faxen; der reinste Hühnerstall!«

Er trug denselben Mantel wie auf der Brücke, auf

der Schloßbrücke über die Spree. Der Dunst im Bad schwemmte ihn auf.

»Wenn ich um halb neun Uhr morgens das Haus verließ«, sagte er, »wusste ich immer schon, dass ich vor zwölf, ein Uhr nachts nicht zurück sein würde. Manchmal schlief ich gleich im Büro. Das war mein Leben. Ich gebe zu, ich habe es geliebt. Für nichts in der Welt hätte ich es aufgegeben. Als ich ins Flugzeug stieg, ging es mir schlecht, sehr, sehr schlecht. Ich dachte, noch so einen Tag überstehst du nicht. Aber schon kommt ein neuer, nicht wahr. Und dann kam Sydney mit seinem Meer, seiner Sonne, den bekifften Surfern, den bekloppten Papageien. Das ist dein Verdienst, meine kleine Hella.«

Das Duzen irritierte sie.

»Ich *musste* aussteigen«, sagte Hochwerth mit Emphase. »Das begriff ich schnell. Es war die einzige Voraussetzung fürs Weiterleben. Ich musste nicht nur Berlin verlassen, nicht nur Deutschland. Ich musste den verlassen, der ich war.« Sein Lächeln war echt, ohne jede Ironie. »Wer verschieden ist, ist ein anderer. Ist es nicht so, kleine Hella?«

Hella stöhnte kurz auf.

»Ihr Presseleute seid so sprachbegabt.« Kai Hochwerth lächelte sie freundlich an. Dann schüttelte er den Kopf, machte eine seltsame Mundbewegung, als wollte er abschätzig die Lippen verziehen, unterließ es aber. »Da denkst du noch, du hättest die Kontrolle. Und dann wird sie dir eines Tages, zack, weggenommen. Und du, der Macher, der für alles eine Lösung findet, kannst rein gar nichts tun.«

Es war höchste Zeit, das Bad zu verlassen. Der Schleier aus Wasserdampf wollte sich nicht heben. Aber so schnell ließ Hochwerth sie nicht gehen. »Sydney ist phantastisch«, sagte er, ohne die Tür freizugeben. »Mittags steht die Sonne im Norden.«

Da sich die Möglichkeit zur Flucht nicht bot, suchte Hella nach einer Alternative, was dazu führte, dass sie den erstbesten Gedanken ergriff, der ihr durch den Kopf schoss. Er führte zu einem Abend an seinem Haus, dem ersten, den sie dort in ihrer neuen Position erlebt hatte. Es hatte eine Premiere gegeben. *Der Widerspenstigen Zähmung* war in Hochwerths Regie aufgeführt worden, zwei Stunden ohne Pause in einem überheizten Saal. Über den Dächern war ein Schneegewitter niedergegangen, als sie vom Parkhaus zum Eingang gerannt war, die Garderobe hing voller nasser Mäntel. An die Inszenierung erinnerte sie sich kaum. Aber im Anschluss hatte es im oberen Foyer einen Empfang für geladene Gäste gegeben mit Fingerfood und einem Trip-Hop-Duo hinter einer komplizierten Anlage aus Kabeln und Laptops. Das war jetzt sieben Jahre her. Hella war damals gerade Leiterin des Feuilletons geworden. Eine aufregende, hektische Zeit. Den meisten ihrer Kollegen war diese Zeit vor allem wegen des plötzlichen Gesinnungswandels in der Chefetage der Zeitung im Gedächtnis geblieben. Soeben hatte die Kulturseite noch gestrichen werden sollen, und dann wurde Hella auf den Leitungsposten gehievt, obwohl sie in Führungsfragen gänzlich unerfahren war. *Der Widerspenstigen Zähmung* war ihr erster wichtiger Termin in dieser Position gewesen.

Als sie ins Foyer gekommen war, hatte er an der Bar gestanden. Allein. Hochgewachsen. Der Rücken leicht gebeugt, wie bei allen großen Menschen. Das bronzefarbene Haar trug er gescheitelt und zurückgekämmt. Seine

Schläfen waren grau, das Gesicht irgendwie geräumig, was zur Folge hatte, dass die Schwellkörper prominent hervortraten. Ein speckiges blaugrünes Tuch, das aussah, als nehme er es zum Schlafen nicht ab, lag eng um seinen Hals unter einer abgewetzten sandfarbenen Jacke. Allein die Tatsache seiner Anwesenheit schien ein Vakuum um ihn zu schaffen. Seit Kai Hochwerth das Theater übernommen hatte, umgab ihn eine besondere Aura. Er war ein Star. Sein Theater wurde mit Fördermitteln überschüttet. Die ausverkauften Vorstellungen und der Glanz seines Hauses färbten auf die gesamte städtische Theaterlandschaft ab, sogar auf die kleinen privaten. Auf einmal war Theater wieder sexy. Hella, die selten ins Theater ging, musste zugeben, dass dieser Mensch ihre Neugier weckte.

Er war nicht ganz ihr Jahrgang. Er kam aus den Sechzigern, während sie, Anfang der Siebziger geboren, in den Achtzigern verankert war. Und doch bemerkte sie die Ähnlichkeit sofort. Seine Art war ihr vertraut, sogar das verlebte, vernachlässigte Äußere, das natürlich beabsichtigt war. Dahinter steckte eine Flucht nach vorn, wie Hella wusste. Nicht jeder konnte ungezwungen teure Stoffe tragen. Manchen fehlte dazu die Begabung. Mehr noch: die richtige Kinderstube. Und bei denen, die nicht fest im Sattel der eigenen Kleidung saßen, wurde der Makel der Armut offenkundig. Das hatte sie schon als Kind begriffen. Hochwerth versuchte gar nicht erst, die fehlende Begabung zu verbergen. Er gab ihr vielmehr Form und Stil. Das musste man neidlos anerkennen, dachte Hella Karl und nahm sich ein Glas Sekt. In seiner Position hätte sie trotzdem Wert auf ihr Äußeres gelegt. Und in zehn Jahren, wenn sie in seinem Alter wäre, würde sie besser aussehen als er, auch davon war sie überzeugt, was T später, als sie ihm davon erzählte, als weibliche Eitelkeit verbuchte. Ein Mann, hatte T gesagt, kann sich das leisten. Klar, hatte sie gekontert, wenn du als Mann an eine verwitterte Skulptur erinnern willst, der Grünspan und Taubendreck eine gewisse Attraktivität verleihen. Anziehend fand sie das nicht. Hochwerths Frau, die auf dem Weg zu Weltruhm war und sein Theater, wie es hieß, nie besuchte, sah das sicher anders. Der Abend versprach, aufschlussreich zu werden.

Ein paar Bekannte hatten sich zu ihr an den Stehtisch gesellt. Es waren Iwen Sunder vom *Morgenmagazin* und Kranzel von der Konkurrenz, ein netter, zurückhaltender Kollege. Sie waren in Begleitung einer Frau, der Hella Karl schon einmal begegnet war, deren Namen sie aber vergessen oder vielleicht nie gekannt hatte. Weitere Leute tauchten auf, die einander im Kritisieren der Aufführung überboten. Als Kranzel versuchte, sie in ein Gespräch über Ambitionen zu verwickeln, war sie nur mit halbem Ohr dabei. Sie wäre gern an einen anderen Tisch gegangen, in Hörweite der Bar, konnte sich aber nicht dazu entschließen.

»Vielleicht sollte ich Hochwerth meine Idee pitchen«, hatte sie geistesabwesend zu Kranzel gesagt. »Ein Porträt, Dreispalter, bisschen Familie, bisschen Hintergrund, hässliches Entlein wird stolzer Schwan, etwas in der Richtung.«

Mit ihrer Neugier war sie nicht allein. Die Antennen der allermeisten Gäste waren auf den Intendanten ausgerichtet. Die gesamte Energie, registrierte sie, strömte zu ihm hin.

Da verließ Kai Hochwerth sein einsames Amt an der

Bar. Er durchquerte den Raum und blieb, wie aus Versehen, an ihrem Tisch stehen. *In beneidenswerter Eitelkeit aalt er sich in seiner Pracht*, ging Hella durch den Kopf, doch der Feinschliff des Satzes musste warten.

Am Tisch waren alle verstummt. Hochwerth überragte die meisten um einen Kopf. Sein Blick hatte etwas Vages, in die Ferne Fokussiertes. Als er Hella für einen kurzen Augenblick streifte, trat gegen ihren Willen eine leichte Hitze unter ihrem Rollkragenpullover aus. Nicht, dass sie zur Nervosität neigte. Die Gegenwart wichtiger Menschen war sie gewohnt. Das änderte nichts an ihrer Betriebstemperatur, worauf sie gern verwies. Aber diesmal, das war unverkennbar, nahm sie außer einem deutlichen Geruch, der Hochwerth entströmte, auch einen inneren Temperaturanstieg wahr. Hochwerth roch nach einer Mischung aus Essig und Myrrhe. Ein Rasierwasser, mutmaßte Hella, das dem Genie eine bitter-smarte Note geben sollte. Die anderen schienen den Geruch nicht wahrzunehmen. Vielleicht hielten sie ihn auch für einen Teil der Magie, die er auf alle auszuüben schien. Sie wurden gespenstisch high. Kein kritischer Ton war mehr zu hören. Jemand lachte schrill, beipflichtendes Blinzeln und Blinkern überall, denn das Berauschende an Hochwerth war, dass er sie für Augenblicke dem Gewöhnlichen enthob. Hella griff nach ihrem Sekt. Das, dachte sie, war vielleicht doch einen Tick übertrieben.

Sein Charme kam ganz natürlich rüber. Die Fragen, die er stellte, waren erstaunlich schlicht. Er wollte wissen, ob sie sich gut amüsierten. Das taten sie. Ausgiebig und ausgelassen, und als daraufhin eine Pause einzutreten drohte, sagte Kranzel: »Kennen Sie Hella Karl? Eine geschätzte Kollegin. Leitet ab sofort die Kulturseite der

Abendpost. Sie wird, da bin ich sicher, bald zu unseren einflussreichsten Kritikerinnen gehören.«

»Nicht doch«, sagte Hella.

»Doch, doch«, sagte Kranzel. »Sie hat eine glänzende Karriere vor sich. Das darf ruhig gesagt werden an so einem Abend. Lasst uns Lob und Eitelkeit versprühen, denn ins Dunkel führt der Weg allemal. Für sie und für uns alle.« Ein Zucken des Mundwinkels verriet, dass er scherzte.

»Da spricht ein Melancholiker«, sagte irgendwer am Tisch.

Hochwerth, der die Augen halb geschlossen hatte, sagte nichts. Der Eindruck des Durchgeistigten, den Hella da zum ersten Mal bemerkte, rührte von den schweren Augenlidern her, war also eine rein physische Erscheinung.

»Wie halten Sie es denn mit der *Zähmung*?«, fragte Hochwerth unvermittelt, an Hella gewandt. In seinem Ton lag etwas Zweideutiges, aber sie hatte keine Zeit, dieser Vermutung nachzuspüren. Seine Augen waren ungewöhnlich. Die Pupillen waren übergroß, umgeben von einer hellbraunen Farbe der Iris, die fast in ein blasses Orange überging. Eine schmale Partie unter den Augen war mit Fältchen wie gefiedert.

Hella konzentrierte sich. Es war eine martialische Aufführung gewesen. Viel Blut, viel Geschrei. Am Ende war Schaum durch den Zuschauerraum geflogen. Beim Verlassen des Saals hatte sie sich sicherheitshalber ein paar Sätze zurechtgelegt, auf die sie jetzt zurückgreifen konnte. Denn obwohl sie sich gegen diese Regung sträubte, war es nicht leicht, in Hochwerths Anwesenheit, unter diesem Blick, in dem, wie sie auszumachen glaubte, auch herablassendes sexuelles Interesse lag, das Symbolische, das

Deviante, das Subversive anzusprechen. Ihre Antwort, fand Hella, klang gelassen und sortiert.

Hochwerth erwachte mitten im Satz. Noch während sie redete, wandte er seinen Blick ab. Er ließ ihn schweifen. Dann seufzte er, wie einer Sache überdrüssig, und richtete sein Lächeln woandershin. Es traf die Frau neben ihm, deren Namen Hella vergessen hatte. Und Hella, vom Schwung ihrer Rede erfasst, schaffte es nicht, schnell genug den Mund zu halten.

Die Wirkung war verheerend. Das erfasste sie sofort. Auf Kranzel und Sunder machte Hochwerths abrupte Missachtung Eindruck. Beide schauten auf die Tischplatte. Sie mieden Hellas Blick. Sie schienen sogar ein wenig von ihr abzurücken, als wollten sie sich körperlich von dem Verdacht befreien, mit ihr in Verbindung gestanden zu haben. Der Halbgott des Hauses hatte sein Licht auf eine andere geworfen, eloquent und grausam, während sie wie eine Geisteskranke Selbstgespräche führte.

Im Mittelpunkt zu stehen; diesen Ehrgeiz hatte Hella nie besessen. Und morgen würde Sunder in der Redaktion anrufen und mit ihr Mittagessen gehen wollen. Aber sie hatte, da war sie ehrlich, eine satte Niederlage eingesteckt. Die Demütigung empfand sie hinterher noch stärker. Und als das Gefühl der Demütigung nachließ, begehrte sie auf. Sie beschloss, sich dieses Verhalten abzuschauen und es gelegentlich zu nutzen. Denn so war sie, Hella Renata Karl. Sie ließ sich von niemandem unterbuttern.

Ein solches Ausagieren von Macht, so viel hatte sie verstanden, vergrößerte die Macht. Und die Gelegenheiten ließen nicht lange auf sich warten. Doch als sie es probierte, als sie sich seines Charmes und seiner Grausamkeit bediente, war sie von sich selbst so abgestoßen, dass sich die Wut erst recht an Hochwerth entzündete. Und diese Wut war als Bodensatz zurückgeblieben.

Hella, immer noch vor dem beschlagenen Spiegel im Bad, hatte die Wahrheit beim Schopfe gepackt. Am Schlafittchen. Bei den Eiern. Das sagte sie laut, denn eine gute Formulierung war noch immer ihre Rettung. Hochwerth kam aus derselben Liga. Er hatte als Kartenabreißer begonnen, sein Englisch war keinen Deut besser als ihres. Und hier lag der Grund für ihre Wut, das war es, warum sie ihm seine Missachtung bis in den Tod hinein übelnahm: der absolute Mangel an Solidarität. Die totale Verweigerung von Kameradschaft.

Es tat gut, der Wahrheit ins Auge zu sehen. Die Wahrheit war nackt und rein, und sie glühte so, dass im Badezimmerspiegel ihr roter Abglanz zu erkennen war.

Als Hella Karl sich umdrehte, war niemand hinter ihr.

»Hella!« Der Ruf erreichte sie aus weiter Ferne. »Hella? Hallo! Hörst du?« Hella öffnete die Augen. Allmählich wurde ihr klar, dass der Name, den sie hörte, und sie selbst in einem wichtigen Zusammenhang standen.

»Ich habe dir einen Kaffee mitgebracht. Wach auf!« Ein Pappbecher wurde vor sie hingestellt. Dann sah sie das freundliche Gesicht Heiko Sellims und wurde sich bewusst, dass sie es war, die mit dem Kopf auf den Armen auf der Schreibtischplatte lag.

»Alles in Ordnung? Du hast gleich ein Interview.« Sellim klang besorgt.

»Was ist los? Ist was passiert?«

»Nein. Noch nicht. Hier.« Er reichte ihr ein Taschentuch. »Dein Make-up –«

Sie ging es auffrischen.

Die Redaktion war voll besetzt. Sibylle Schmücke hielt im Chefzimmer Hof. Am Newsdesk schaute man ihr erwartungsvoll entgegen, aber sie drehte vorher ab und nahm statt des Fahrstuhls die Treppe. Als sie von der Toilette zurückkam, war das Fernsehteam schon da, ein Kameramann, der Tontechniker und ein Redakteur des rbb, um sie für die *Abendschau* zu interviewen.

»Wie spät ist es überhaupt?«

Sellim schaute auf die Uhr, wobei er sich mit der anderen Hand nervös durchs Haar fuhr, als sorge es ihn, dass sie nicht wusste, wie spät es war.

»Kurz vor halb drei.«

»Habe ich lange geschlafen?«

»Keine Ahnung.«

Ihr Handy klingelte. Sie sah, dass es T war, und drückte ihn weg.

»Wollen wir?«, fragte der Tontechniker und rückte mit seinem Kabel an, das er unter ihrem Jackett durchfummeln wollte, bis sie ihm Einhalt gebot.

»Kann mir jemand sagen, wer diesen Termin ausgemacht hat?«

Der Redakteur reagierte nicht. Er war ein schmaler junger Mann mit gepflegten Händen und einem akkurat gestutzten Bart.

»Kann mir das jemand sagen?«

Ihr Sohn wäre jetzt in diesem Alter gewesen, hätte sie einen gehabt, dachte Hella. Und wahrscheinlich hätte er sich auch so einen präpotenten Bart stehen lassen. Das Fanal dieser Generation. Lauter kleine Weltenretter. Und wenn sich die Welt als schwierig erwies, ließen sie sich zunächst einen Bart stehen, den sie dann als trotzigen Überrest ihrer frühen Anarchie mit in Familie und Ehe brachten. Dieser Gedanke nahm sie überraschenderweise einen Augenblick lang für ihn ein.

»Ich jedenfalls habe diesen Termin nicht ausgemacht.«

»Das kam aus der Chefetage«, sagte Sellim.

»Tja, da müssen Sie wohl ran«, sagte der Redakteur, und Hellas Sympathie verflog. Sie nahm dem Tontechniker das Gerät aus der Hand und verkabelte sich selbst. Irgendjemand hatte die Couch aus der dunklen Ecke ins Nachmittagslicht am Fenster gerückt, und als sie sich hinsetzte, erfasste sie ein ungeheurer Widerwille. Sie verbot sich das Wort Abscheu. Doch Typen wie der Redakteur mit seinem geerbten Ego, das die Sprache des Bürgertums sprach, sie nahezu ausdünstete –

Hella unterbrach sich.

»Seit wann macht die Chefetage meine Termine aus?«, fragte sie Sellim, erhielt aber keine Antwort.

Während der Redakteur mit seinen Karteikarten durcheinanderkam, was sie mit einer Art zornigen Freude registrierte, ging sie systematisch den Morgen durch. Ein klarer Selbstbefund wäre wichtig gewesen, die Rekonstruktion dessen, was vor ihrem Aussetzer am Schreibtisch geschehen war. Da waren zunächst die Rühreier. T hatte Rührei gemacht. Worte hatte er sich nicht entlocken lassen. So früh am Morgen liebte er Gespräche nicht. Den Stau am Funkturm hatte sie genutzt, um ein paar SMS in alle Richtungen zu schicken, vor allem an zwei besonders aufdringliche Journalisten und einen Schauspieler, der mit Hochwerth befreundet gewesen war und sie unbedingt treffen wollte. Er wirkte äußerst aufgebracht. Über Patrizia Mingo war weiterhin nichts in Erfahrung zu bringen gewesen. Und mindestens drei Stunden hatte sie mit einer längst fälligen Rezension des

Romans eines zweitklassigen Schriftstellers verplempert, der nur rezensiert wurde, weil er aus einer Schriftstellerdynastie stammte.

»Gibt es sonst noch Überraschungen, von denen ich nichts weiß?«

Sellim, der an der Tür stand, zuckte mit den Schultern.

»Wenn ich eines gelernt habe von meinen Interviews mit den Stars dieser Welt, dann die Tatsache, dass man die Kontrolle über den eigenen Auftritt nie anderen überlässt.«

»Sie wollen, dass du die Karre aus dem Dreck ziehst. Verfolgen ansonsten die Strategie des Abtauchens«, sagte Sellim. »Je weniger Wirbel, umso besser.«

»Das halte ich für unklug.«

»Sie konzentrieren sich jetzt auf die Debatte über koloniale Raubkunst.«

»Hochwerth ist noch nicht mal kalt!«

Sellim zuckte erneut mit den Schultern, und Hella, der einfiel, dass der Redakteur, der jetzt ein iPhone aus der Tasche gezogen hatte, wahrscheinlich zu jung war, um zu kapieren, was vor und was hinter die Kamera gehörte, verkniff sich den nächsten scharfen Kommentar. Stattdessen musste sie an Hochwerth denken. Hochwerth heute Morgen in ihrem Badezimmer. Das aber war reines Traumgeschehen. Dieser Knoten war gelöst. Eine noch ungeklärte Frage war, zu welcher Sphäre die Nacht gehörte. Ts Zärtlichkeit, die Geduld seiner Zunge. In letzter Zeit hatte er es im Bett eher eilig. Es war fast unwahrscheinlich, dass sich ihr Zusammenliegen in dieser Form ereignet hatte. Doch vorerst konnte sie das nicht weiterverfolgen. Der Redakteur hatte dem Kameramann ein Zeichen gegeben. Die Kamera lief.

»Meine erste Frage betrifft Sie persönlich«, sagte der Redakteur. »Wie geht es Ihnen?«

»Wie bitte?«

»Wie fühlen Sie sich?«

»Wie *ich* mich *fühle*?«

»Ja. Wie geht es Ihnen am Tag, nachdem die Nachricht von Kai Hochwerths Suizid die Kulturbranche erschüttert hat?«

»Nun«, sagte Hella Karl, die das für einen äußerst idiotischen Anfang hielt. »Es ist der schlimmste Albtraum einer Journalistin, wenn sich ein Mensch, über den man recherchiert und berichtet hat, dazu entschließt, sich das Leben zu nehmen.«

»Wie meinen Sie das?«

»Ich meine es genauso, wie ich es gesagt habe. Die Nachricht hat uns alle erschüttert.«

»Sie wollen sagen, sein Tod geht Ihnen nah? Empfinden Sie Reue?«

»Reue?«

»Würden Sie sagen, dass Hochwerth in den Tod getrieben wurde?«

»Wir haben leider noch keine konkreten Informationen über die Gründe, die zu seinem Entschluss führten.«

»Hat nicht die mediale Berichterstattung zu seinem Rauswurf am Theater geführt?«

»Hochwerth wurde nicht rausgeworfen. Er hat gekündigt.«

»Sie würden also nicht sagen, dass es eine mehr oder weniger erzwungene Kündigung war?«

Was für ein Stümper, dachte Hella Karl. Lauter Suggestivfragen. Und vor jeder Frage musste er Anlauf nehmen.

»Unsere Quellen haben bestätigt, dass Hochwerth

an seinem Haus eine Atmosphäre der Angst geschaffen hatte«, sagte sie. »Sein Stil war unsolidarisch und unkollegial. Einen Tyrannen nannten ihn die Mitarbeiter.«

Der Redakteur blickte von seinem iPhone auf. »Sie haben diese Quellen nie namentlich benannt.«

Er schaute ihr unverblümt in die Augen, und Hella Karl erfasste die Wut. Diesem Jungen war doch klar, dass man Quellen schützte. Aber die Kamera lief. Und da sie fühlte, wie ihr Gesicht sich verspannte, sagte sie nur: »Was den Einfluss der Medien betrifft, darüber muss selbstverständlich geredet werden.«

»Sie geben zu, dass die Presse bei seinem Tod eine Rolle spielte?«

»Dass die sozialen Medien die unabhängige Presse vor sich hertreiben, ist ein gefährlicher Trend. Das Buhlen um Klicks und Likes darf eine fundierte, objektive Berichterstattung nicht ersetzen.«

»Können Sie das genauer erklären?«

»Menschen dürfen nicht vorverurteilt werden, nur weil das die Klickzahlen erhöht. Darüber müssen wir dringend sprechen. Das habe ich immer gesagt.«

»Dann halten Sie sich also für mitschuldig an seinem Tod?«

Da war sie, die Frage, auf die er die ganze Zeit hinausgewollt hatte, für die er sogar eine Schlampigkeit in seinen Formulierungen in Kauf nahm. Hella Karl kreuzte die Arme vor der Brust. Sie warf einen kurzen Blick durch das Fenster auf die Stadt, in der alles beim Alten war.

»Wenn Journalisten buchstäblich töten würden«, sagte sie und lehnte sich zurück, »dürfte niemand mehr in diesem Beruf arbeiten. Dann wäre der Beruf verboten.«

»Schlagzeilen haben das Zeug, Leben zu zerstören.«

»Fluch und Segen der Worte.«

»*Intendant zwingt Schauspielerin zur Abtreibung.* Diese Schlagzeile stammt von Ihnen, nicht wahr?«

Hella musste sich beherrschen, um nicht aufzufahren. »Ich war nicht die Einzige, die über den Fall berichtet hat. Es hat eine umfassende – äh – Berichterstattung gegeben.«

»Sie waren die Erste. Sie haben diese Schlagzeile formuliert.«

»Dann bin ich wohl das beste Beispiel für das, wovor ich in den letzten Monaten in meinen Artikeln immer wieder gewarnt habe«, sagte sie steif, »eine kopflose Presse.«

Draußen stieg ein einzelner Ballon, der sich irgendwo losgerissen hatte, mit flatternder Schnur in den Nachmittagshimmel auf.

Am Abend setzten bei Hella Nackenschmerzen ein. Die Luft war mild. Das letzte Licht des Tages lag auf dem Garten. T hatte gemäht, das geschnittene Gras duftete. Auch die Weinranken waren gestutzt. Am Zaun standen die Johannisbeeren in voller Blüte. Im Juni machte T Kaltschale aus den prallen Trauben, ein saures, erfrischendes Gericht, das sie gern mit Zwieback aß. Herzwurzler hießen diese Pflanzen auch. Und während sie mit einer Hand die Blüten streifte, dachte Hella, dass es immer die Worte waren, die Namen, die einem Dinge so tief ins Herz einwurzelten, dass man sie schließlich liebte. Wie diese Früchte. Wie T. Wie die Abende im Frühling. Die Dämmerung, die wie eine große unerfüllbare Erwartung war, bevor sich alles zur dichten Masse der Nacht verschloss. In nächster Nähe krächzte ein Fasan. Doch als sie sich in Richtung des Geräusches bückte, war am schon dunklen Boden nichts zu sehen.

Sie zog die Jacke fester um die Schultern und ging zurück zum Haus.

Noch immer schwappte der Ärger wie eine Bugwelle durch ihr Blut. Jemand wie Sunder hätte das Interview führen sollen. Für so ein Gespräch hätte es einen erfahrenen Reporter gebraucht, einen Vollblutjournalisten, jemanden mit Feingefühl. Aber die Chefetage, dachte Hella, hatte noch nie auf ihre Ansichten Rücksicht genommen oder auch nur Interesse an ihrer Arbeit gezeigt. Nicht einmal in dieser heiklen Angelegenheit hatten sie mit ihr Rücksprache gehalten. Und so war ausgerechnet das erste Interview zu Hochwerths Ableben ruiniert. Sie hatte es verpfuscht, vermasselt. Es war egal, welches Verb sie benutzte. Jeden anderen Kollegen hätte sie dafür zur Rechenschaft gezogen. Bei sich selbst war das schwierig. Die Nackenschmerzen kamen nicht von ungefähr.

Der ganze Tag, so schien es ihr, als sie die Jacke an die Garderobe hängte, war verpfuscht. Das hatte schon am Morgen angefangen. Die Unklarheit über das Erwachen, die Leerstellen im Tagesverlauf. Das war unnötig und störend gewesen. Solche Leerstellen konnte sie sich momentan nicht leisten. Die Hand an der Jacke, stand sie einen Augenblick reglos in der dunklen Garderobe. Im Flur war es still. Ob das intensive erotische Gefühl am Morgen der Wirklichkeit oder der Traumwelt entsprungen war, vermochte sie nicht abschließend zu sagen.

Dann machte sie Licht.

Ein Arbeitshandschuh lag auf dem Boden. Die Crocs hatte T in die Kiste geräumt. Dort fand Hella auch die

Gartenschere. Irgendeine Anwandlung musste ihn heute erfasst haben, denn gewöhnlich vergaß er das Aufräumen. Der Ordnung hatte er sich noch nie verpflichtet gefühlt. Ordnung hielt er für preußisch, eine spießige, soldatische Tugend, die seiner Vorliebe für efeubewachsene bröckelnde Brunnen und zugige Zinnen zuwiderlief. *T und sein Chaos, noch im sechsten Jahr unserer Beziehung räume ich ihm hinterher.* Der Geruch des teuren Rasierwassers, das er seit kurzem benutzte, war im Flur nicht auszumachen. T war nicht da. Und er würde erst spät nach Hause kommen. Das war seiner Nachricht auf dem AB zu entnehmen; irgendein Ereignis in seinem Tennisverein, und diese Ereignisse zogen sich neuerdings bis tief in die Nacht. Wer, dachte Hella Karl und hörte sich in der Stille des Hauses mit sich selber sprechen, spielte denn bitte im Dunkeln Tennis?

Es wurde Zeit für einen Wein. Im letzten Sommer hatten sie Fendant gekauft. Vier Flaschen lagen noch im Kühlregal der Speisekammer. Der Fendant stammte aus einem Laden in Bern, wo sie mit T im aquamarin leuchtenden Fluss einen Schwumm gemacht hatte, wie die Bernerinnen und Berner das Vergnügen nannten, sich vom Strom des Wassers flussabwärts tragen zu lassen. Der Schwumm war einer dieser Helvetismen, die Hella gern benutzte, um ein arrogantes Gegenüber im Redefluss zu bremsen, meistens Männer. Frauen, das zeigte die Erfahrung, bremsten sich selbst. Weshalb Hella der festen Überzeugung war, Männern im Grunde näherzustehen.

Hella, allein in ihrer Küche, öffnete den Wein. *Allein und schutzbedürftig. Aber nur für T. Er liebt meine kleinen Zerbrechlichkeiten. Dank meiner mittlerweile exzellenten Performance wird er ganz wild. Dabei reizt ihn meine Erfah-*

rung, das Mehr an Kenntnis und Praxis, die Tiefe des Seelischen, die im Körperlichen zum Ausdruck kommt. Immer im frisch bezogenen Bett. Das ist mir wichtig. Sie hatte, anders als in jüngster Zeit ihr Mann, nicht den Hang zur Retrospektive. Und doch kam ihr erneut der Abend im Theater in den Sinn. Die Premiere an Hochwerths Haus. Der Schneesturm, der über den Dächern niedergegangen war. Das viele Blut auf der Bühne. Sie war versucht, diesen Abend noch einmal Schritt für Schritt durchzugehen, soweit das möglich war nach sieben Jahren, sieben Jahre und vier Monate, um genau zu sein. Damals hatte ihre Geschichte mit Hochwerth begonnen, die nun unweigerlich zu Ende war. Die sie zu Ende gebracht hatte. Ein Ende mit Schrecken, gestand sie sich nach den ersten Schlucken ein, denn sie hatte die Schlagzeile ins Blatt gesetzt. *Intendant zwingt Schauspielerin zur Abtreibung.*

Was ganz sicher keine Lüge war.

Sunder und Kranzel waren von ihr abgerückt. Sie waren auf Distanz gegangen, als hätten sie damals schon geahnt, wozu Hella fähig war. Doch bei genauerer Betrachtung, wozu ihr der Fendant verhalf, das Aquamarin der schweizerischen Alpen, denn sie hatte diesen Abend schon oft betrachtet, zeigte sich, dass nicht sie es war, von der Sunder und Kranzel Abstand genommen hatten. Nicht dem Bannkreis ihrer Demütigung waren die beiden Kollegen entflohen. Sie rückten ab, um nicht getroffen zu werden vom trüben Glanz des Kompliments, das Hochwerth dieser Frau gemacht hatte, deren Name Hella nach wie vor nicht in den Kopf kam. »Sie sehen aus, als wären Sie mit einer schönen Fotze gesegnet«, hatte Hochwerth zu dieser Frau gesagt. Und die Frau hatte gelächelt. Sie hatte gelächelt, weil es das war, was ihr Gesicht an so einem Abend an Ausdruckswillen hergab. Und als der inhaltliche Schlamm dieses doch erstaunlichen Satzes zu ihr durchgedrungen war, was eine Weile dauerte, weil sie zunächst ja denken musste, sie habe sich verhört, war das Lächeln nicht etwa verschwunden. Es hatte sich hartnäckig behauptet. Hatte sich noch tiefer eingegraben in die Züge. Tapfer, dachte Hella in einem Anflug aus Mitgefühl und Abscheu. Das Gespräch war da längst weitergegangen und Hochwerth an einem anderen Tisch, und in der Runde schien das stille Einvernehmen zu herrschen, dass das Gesagte nicht gesagt worden war, weil niemand der Aura schaden wollte, in der sich alle aalten.

Hella empfand eine späte Erleichterung. Nicht sie war es gewesen, von der sich die beiden Kollegen distanziert hatten. Vielmehr hatte sich Hochwerth von seiner wahren Seite gezeigt. Schon damals und ganz öffentlich. Daran galt es zu erinnern. Jetzt umso mehr. Sein selbstherrliches Gebaren musste deutlich zur Sprache kommen. So schnell würde sie sich keine Schuld in die Schuhe schieben lassen. Bei diesem Tod, diesem Selbstmord, diesem Suizid handelte es sich um ein freiwilliges Aus-dem-Leben-Scheiden. Hochwerth hatte aus eigener Kraft und eigenem Willen in eigener Sache Schluss gemacht. Scham und Schande waren es, die ihn hatten Hand anlegen lassen. Darauf würde sie im nächsten Interview verweisen. Falls sie jemals wieder eines geben sollte. Höchstens Sunder. Iwen Sunder war ein alter Hase. Er würde sie nie so bloßstellen wie dieser Junge heute Nachmittag. So ein Frosch, ein Frischling, was für ein Fratz.

Hella Karl, weiterhin am Küchentisch, lachte auf. Eine gelungene Formulierung wirkte noch immer Wunder.

Der Wein im Glas war warm geworden. Sie öffnete das Gefrierfach und nahm drei Eiswürfel aus der Palette. Das Eis verursachte ein Klirren im Glas.

Am Tag nach der Premiere hatte Sunder sie nicht zum Mittagessen eingeladen. Er rief an und schlug einen Drink nach der Arbeit vor. Er kannte sich aus. Er wusste genau, was sie brauchte nach dem desaströsen Zwischenfall, und klug, wie er war, ging er diskret darüber hinweg. Mit keinem Wort hatte er den Empfang erwähnt. Er war einer von den Guten, einer der wenigen, denen Hella Karl vertraute. Als sie sich im nassen Schneefall verabschiedet hatten, hatte sie kurz den Kopf an seine Schulter gelehnt. Sein schwerer Mantel aus teurem Stoff hätte sie beide beherbergen können. Sie brauchte seine Wärme und das Gefühl, jemand stünde ihr bei, rettete sie, aus welchem Schlamassel auch immer.

»Wieso hast du dir bloß diesen Job aufhalsen lassen?«, hatte Sunder zum Abschied gesagt. »Ein untergehendes Ressort! Scheiße, Hella. Du wirst dich überheben. Denk an meine Worte.«

Damals hatte sie ihn für dramatisch gehalten.

Hella legte das Kellnerbesteck zurück in die Schublade. Das Glas war leer. T war immer noch nicht da, und Hella war entschlossen, nicht auf ihn zu warten. *Lange Nacht ohne T. Als er kam, glich er einem Schatten. Kroch nach der Dusche grußlos neben mich ins Bett. Hielt mich wohl für schlafend.*

Das Handy klingelte. Edith war dran.

»Es gibt Neuigkeiten, Hella«, sagte sie hastig in den Hörer.

»Du arbeitest für eine Zeitung, Edith!«

»Stimmt.« Für Ironie war Edith unempfänglich. »Ich

bin in Potsdam. Kann ich kurz vorbeikommen? Es ist ein Katzensprung.«

Mit Edith im Anmarsch holte sie ein zweites Glas aus dem Schrank. Als sie Gläser und Flasche und eine Schale mit Erdnüssen auf ein Tablett stellte, bemerkte Hella eine kleine Unzufriedenheit. Sie konnte nicht entscheiden, ob Ediths später Besuch sie freute oder verstimmte.

Vor dem Küchenfenster tauchten die Scheinwerfer des uralten Volvos auf.

Edith hatte sich schick gemacht. Auch im trüben Licht der Straßenlaterne war das unverkennbar. Nicht, dass sie gut ausgesehen hätte, jedenfalls nicht auf die Art, die Hella gefiel. Aber sie musste einige Mühe auf ihr Outfit verwendet haben. Die weite, über die Hüfte fallende Bluse, die hohen Absätze. Eine verunglückte Wahl für ein Provinztheater. Auf dem Sandweg vor dem Garten sanken die Absätze ein wenig ein.

»Wo brennt's denn?«, sagte Hella zur Begrüßung.

Edith, die draußen auf dem Kiesweg stand, blühte vor Wichtigkeit nahezu auf. Sie spähte an Hella vorbei in den Flur. »Bist du allein?«

»Ausnahmsweise.«

Edith war ein wenig außer Atem. Das konnten nicht die wenigen Meter Sandweg gewesen sein. Irgendetwas strengte sie an. Fast machte sie den Eindruck, als würde sie verfolgt. Hella unterdrückte den Impuls, nachzufragen. »Ich habe einen Wein offen«, sagte sie stattdessen. »Das beruhigt.«

»Das hat sich als Irrtum erwiesen. Die beruhigende Wirkung von Alkohol. Wusstest du, dass man bei körperlicher Erschöpfung vor hundertfünfzig Jahren noch Branntwein verabreicht hat?«

»Nein. Das wusste ich nicht.«

»Siehst du. Es gibt so viel, was wir nicht wissen.«

Darauf gab es nichts zu sagen, und Hella ging ins Wohnzimmer voran. Es war tatsächlich spät. Beim Nachbarn brannte schon kein Licht mehr. Durch das gekippte Fenster war das Rauschen der Bäume vom Ufer her zu hören. Hella warf einen schnellen Blick in den Raum. Die Kissen auf dem Sofa lagen in der richtigen Reihenfolge. Auf dem Sideboard standen die richtigen Bücher. Ts Sportklamotten hingen ausnahmsweise nicht über der Heizung. Dann fiel ihr ein, dass er sie zum Tennisspielen brauchte, und das Lob, das sie ihm gerade stumm hatte schenken wollen, blieb unformuliert.

»Ich wusste nicht, dass du so nah am Wasser wohnst«, sagte Edith. »Die Luft ist phantastisch.«

»Du meinst, kein Feinstaub? Kein Mikroplastik?«

»Ich habe immer gedacht, ich wäre ein Stadtmensch.«

»Das ändert sich nicht, nur, weil dir ein See gefällt.«

Edith lächelte unsicher. »Jedenfalls gibt Patrizia Mingo mittlerweile Interviews«, sagte sie dann und ließ sich in einen Sessel fallen. Aus ihrem Jutebeutel zog sie ein Tablet. »Ich hab mich mal durch die australische Presse gegraben.« Sie schlug die Beine übereinander, schlang die Arme um die Beine und wand sich, als wolle sie sich mit sich selbst verschrauben.

»Deshalb kommst du um Mitternacht hier rausgejockelt?«

»Genau.« Erleichtert stieß Edith die Luft aus.

Hella reichte ihr ein Glas, nachdem sie es prüfend ins Licht gehalten hatte. Erst letzte Woche hatte die Spülmaschine gestreikt, doch das Glas war ohne Flecken.

Dankbar nahm Edith einen großen Schluck Wein.

»Über Hochwerth ist nicht viel zu finden. Dort drüben ist er nur der Ehemann«, sagte sie. »Aber dann stieß ich auf einen langen Artikel unter dem Titel *Tragic News*.«

»Dort drüben haben sie auch keine besseren Titel als wir.«

Dass Edith den Wein tatsächlich trank, kam für Hella unerwartet. Gegen ihren Willen spürte sie ein Unbehagen. Ein inneres Flattern. Als flattere ein Fasan durchs seelische Unterholz, dachte sie mit dem ihr eigenen Sarkasmus. Auf ihren Sarkasmus immerhin war noch Verlass. »Lies«, sagte sie eine Spur zu barsch.

»Intendant eines großen deutschen Theaters in Berlin, verheiratet mit der berühmten Sowieso«, las Edith, und der fahle Schatten des Bildschirms fiel auf ihr Gesicht, »*committed* blabla im Alter von vierundfünfzig Jahren überraschend *suicide*.« Sie hob den Kopf. »Man würde denken, Suizid ist immer überraschend. Jeder Tod ist überraschend. Oder nicht?«

»Lies weiter!« Hella kam der Verdacht, dass Edith sie nicht wegen Patrizia Mingo zu dieser späten Stunde aufgesucht hatte.

»Nach wochenlanger Jagd, wochenlanger Hetzjagd«, las Edith, »nach wochenlanger menschenverachtender, demütigender, und so weiter, Hexenjagd – *a boundless media drive had forced him to resign*.«

»*Boundless*«, sagte Hella mit forcierter Empörung. »Was heißt *boundless*?« Sie beugte sich vor, um einen Blick auf das Tablet zu werfen, als wollte sie mitlesen. Das war eine Finte. Aus Scham über ihr schlechtes Englisch trat Hella schon seit langem die Flucht nach vorne an.

Edith, mit diesem Manöver noch nie konfrontiert, schien verwirrt.

»Mit *boundless* ist wahrscheinlich gemeint, dass bestimmte Grenzen von der Presse überschritten wurden. Persönliche Grenzen.«

»Persönliche Grenzen, meine Güte. Wenn ich bei jedem Pipifax im Leben gleich das Heulen gekriegt hätte!«

»Die Mingo gibt den Medien die Schuld. Aber, Hella, das ist übertrieben. Das sehe ich genauso.«

»Lauter zartbesaitete Pflänzchen. Wenn wir so weitermachen, landen wir bald bei einer neuen Zensur. Niemand, der die Dinge mehr beim Wort nennt! Beim Namen nimmt.«

»Andersherum, Hella.«

»Was?«

»Beim Namen nennen und beim Wort nehmen.«

»Edith, Edith, Edith. Schnelle Schlüsse sind genau das Problem.«

Edith zog die Augenbrauen hoch, und Hella winkte ab. Ihr fehlte die Geduld für Spielchen.

»Die Mingo«, soufflierte sie, um einen nüchternen Tonfall bemüht.

»Steht unter Schock«, sagte Edith. »Kann nicht schlafen, nicht essen, die ganze Palette. Singen fällt aus. Die Familie am Boden zerstört. *Prostrated.* Stell dir vor, eine Opernsängerin, die so ein Wort benutzt!«

»Immerhin ein O-Ton«, sagte Hella kühl. »Wo hast du diese Schuhe aufgetrieben?«

»Die?« Edith schaute ihre Füße an.

»Gewagt, wenn du mich fragst.«

»Findest du?«

Unter den hochgerutschten Hosenbeinen waren die Absätze zu sehen, acht Zentimeter hohe, geschwungene Latino-Absätze mit goldenen Absatzflecken unter extrem schlanken Fersenschalen. Zwei schwarze Riemchen kreuzten sich elegant über dem Spann und schmiegten sich eng um den nackten Knöchel. Bei T wären diese Schuhe nicht unbemerkt geblieben. *Wollte mit T ins Kino. Als ich in den neuen Pumps auf der Treppe erschien, nahm er mich noch im Flur. Wir ließen die Vorstellung dann sausen.*

»Sind High Heels in euren Kreisen nicht verpönt?«

Hella konnte förmlich sehen, wie ihr der Geduldsfaden riss: eine saubere, schnelle Explosion der Fasern, die ein wenig Staub in der Luft hinterließ. Ediths Gesicht war eine Maske. Eine Totenmaske, bleich und starr im fahlen Abglanz des Bildschirms. Eine Todgeweihte saß ihr gegenüber. Ein einziger Schluck Wein sorgte bei jemandem wie Edith dafür, dass sie im Leben schon des Todes war. Hochwerth wirkte im Angesicht einer solchen Knochenbleiche geradezu lebendig. Hella hätte fast gelacht. Dann spürte sie den Neid wie einen scharfen Stich in ihren Eingeweiden. Es war Neid auf diese Frau, die für nichts die Verantwortung trug, nicht fest angestellt war und doch im Englischen viel sattelfester. Das hätte sie nie so formuliert. Aber auch von anderen Worten und Sätzen hatte Hella angenommen, sie nie zu formulieren. Nicht in einem Text, nicht in der Druckerschwärze ihrer Zeitung. Und sie hatte es doch getan. *Intendant zwingt Schauspielerin zur Abtreibung*. Das Interview, das sie heute in den Sand gesetzt hatte, machte die Sache nicht besser. *Dann bin ich wohl das beste Beispiel für eine kopflose Presse.*

»Ich kann es auf den Tod nicht ausstehen, wenn man mir was vorenthält.«

Edith sah erschrocken aus.

»Wegen der Mingo bist du nicht hier.«

Auf Ediths Wangen zeigten sich blassrosa Flecken. Und

während sie abzuwägen schien, welche Ausflucht die bessere wäre, ging Hella hastig die Fernsehsender durch. Mit etwas Hartnäckigkeit und einer gewissen Unverfrorenheit könnte man die Mingo dazu bringen, auch der deutschen Presse Auskunft zu geben. Ein Gespräch mit ihr vor laufender Kamera wäre eine Sensation. Das würde ihr eigenes Interview vergessen machen. Hella, das wussten die Kollegen, hätte die Nerven dafür. Sie konnte umgehend nach Sydney fliegen, keine Kinder, kein Haustier hielten sie zurück.

Dieser Gedanke schien nun, da er Gestalt annahm, nicht abwegig. Eine Reise nach Sydney, ein Ausflug auf die andere Seite der Welt wäre eine willkommene Ablenkung. Sie würde eine Weile weg sein. Nicht greifbar. Nicht haftbar. Auf einmal hatte sie große Lust dazu. Als junge Frau war sie häufig gereist. Mit einem Rucksack war sie durch Island, Indonesien und Brasilien gewandert und hatte vom Krater eines Vulkans, vom Rand eines Reisfeldes oder aus dem feuchten Dschungel Postkarten an ihre Großeltern geschickt, die damals noch lebten. T wäre entsetzt. Vielleicht sogar beleidigt, das musste sie einkalkulieren, da sie vorhatte, allein nach Sydney zu fliegen.

»Du befindest dich im Auge eines Sturms«, sagte Edith leise.

»Was du nicht sagst. Das Netz schäumt über vor Dreck. Sie wollen mich als Corx in einem Grof sehen. Hast du eine Ahnung, was das ist?«

»Nein. Aber Hella –«

»Sicher eine Rechtschreibschwäche.«

Edith wollte die Hand ausstrecken, unterließ es aber. »Heinze hat Flyer verteilt. Vorhin im Foyer. Du musst dich schützen.«

»Welcher Heinze?«

»Er hat eine Kampagne gegen dich gestartet.«

»Der Schauspieler?«

»Robert Heinze, ja.«

»Hältst du ihn für einen guten Schauspieler?«

»Er ruft zum Boykott deiner Zeitung auf!«

»Wirklich?« Hella gab sich gelassen.

»Nach der Vorstellung hat er im Foyer die Leute gegen dich aufgewiegelt. Er sagt allen, du hättest Hochwerth auf dem Gewissen.«

»Ich halte ihn nicht für einen guten Schauspieler.« Im Schnelldurchlauf durchforstete Hella ihr Gedächtnis. Sie hatte diesen Heinze einmal auf der Bühne gesehen. Mit fettigen Haaren und feistem Gesicht hatte er einen Emporkömmling gespielt, in welchem Stück, war ihr entfallen. »Ich halte ihn für einen schlechten Schauspieler.«

»Hella«, sagte Edith. »Er hat gegen dich agitiert.« Ihre Stimme war noch dünner geworden. »Er will mit einer Eisenstange in die Redaktion marschieren!«

»Das wird er in erster Linie mit dem Pförtner zu regeln haben.«

Edith schaute sie mit halb geöffnetem Mund an. »Sag mal, bist du wirklich so cool?«

»Nein. Warum?«

»Ah. Okay. Denn im Netz hat seine Kampagne schon Tausende Unterschriften. Ein Feldzug gegen die –«, hier kratzte Edith mit gebogenen Fingern die Luft, »Lügenpresse.«

»Nicht jede Kritik ist eine Kampagne, Edith.«

Edith verstummte und streckte Hella wortlos einen Flyer entgegen.

»Was ist das?«

Edith sagte nichts.

»Heinze ist ein guter Freund von Hochwerth.« Hella wählte mit Bedacht einen leicht überlegenen Tonfall. »Oder war, sollte man wohl sagen. Sein Tod muss ihn schwer getroffen haben. Ich nehme an, das ist sein Hilferuf. Er scheint meine Nähe zu suchen. Was du natürlich nicht wissen kannst.«

Sie nahm Edith das Beweisstück aus der Hand, ohne einen Blick darauf zu werfen.

»Weißt du was? Du fährst jetzt mal nach Hause, und ich kümmere mich darum.« Beherzt stand Hella auf. »Das regelt sich. Das renkt sich wieder ein.«

Sie stellte die Weingläser aufs Tablett und lotste Edith durch den Flur, um der unheilvollen Stimmung ein Ende zu machen. Bevor sie die Haustür hinter ihr schloss, schaltete sie die Außenbeleuchtung an.

Das Blatt mit dem Aufruf warf sie in den Müll, noch ehe Ediths Volvo abgefahren war. Draußen lag schwer das geschnittene Weinlaub im Gras. Die Nacht war lau und dunkel. Kein Mond. Kein Lampenschimmer, nachdem das Außenlicht sich automatisch wieder abgeschaltet hatte. Auch die Straßenlaterne leuchtete nicht. Vorhin hatte ihr trübes Licht noch den Sandweg erhellt, jetzt war sie aus.

Hella räumte die Gläser in die Spülmaschine und beschloss, schnellstmöglich Kontakt zu Patrizia Mingo aufzunehmen. Um acht Uhr morgens war es in Sydney vier Uhr nachmittags. Das hatte Edith beim Abschied wie nebenbei gesagt. Nachdem Hella das Küchenlicht gelöscht hatte und im Schein des Handys die Treppe in den ersten Stock hinaufgegangen war, erschrak sie kurz und lachte dann über den Schatten ihrer selbst an der Decke. Im

Schlafzimmer machte sie die Nachttischlampe an und ging ins Bad.

Beim Zähneputzen wurde ihr klar, dass sie eine gewisse Zuneigung zu Edith verspürte. Ihr kam kein gutes Wort für die Empfindung in den Sinn.

Besorgt schlief Hella Karl an diesem Abend ein.

DREI

Das ferne Australien rückte näher. Der fünfte und älteste Kontinent schälte sich farbenprächtig aus der abstrakten Bezeichnung heraus, in der er für Hella bisher existiert hatte. Vom Bildschirm fluteten exotische Bilder einer üppigen Landschaft in ihr Büro. Down Under. Ein Erdteil, auf dem es Regenwälder gab. Dschungel. Wüsten und Korallenriffe. Koalas, Kängurus und Kasuare. Die Kasuare waren menschengroße Vögel mit Dolchen an den Innenzehen. Bei ihnen kümmerte sich das Männchen um die Vogelkinder, während das Weibchen fröhlich vögeln ging. Bei dieser Wortwahl musste Hella lächeln. Sie war ausgeruht. Frisch und energiegeladen war sie in die Redaktion gekommen. Gut gefrühstückt hatte sie auch. T war ausnahmsweise vor ihr aufgestanden. Als sie erwacht war, hatte er schon unten in der Küche hantiert. Kurz war ihr der Verdacht gekommen, dass er erst in den Morgenstunden nach Hause zurückgekehrt war und überhaupt nicht geschlafen hatte. Das Bett neben ihr war kalt. Dann hörte sie ihn Kaffee machen, und als er mit einer duftenden Tasse ins Schlafzimmer kam, löste sich der Verdacht in einem schönen Wohlbehagen auf. Sein Gesicht war weich. Er hatte sie, die insgeheim schon wach war, zärtlich geweckt.

»Nur schlafend habe ich meine Frau für mich allein.« Das Morgenlicht fiel mild ins Zimmer.

»Was ist das nur für eine schrecklich schreckliche Person?«

»Stimmt.« Er strich ihr das Haar aus der Stirn. Seine Hand war fest und warm und ein bisschen rau, das mochte sie besonders. »Eine schrecklich sinnliche und schrecklich begehrte Person. Nicht mal am Telefon komme ich zu ihr durch.«

»Tut mir wirklich leid. Ich hatte da gestern einen besserwisserischen kleinen Möchtegern von Redakteur –«

»Scht.« Er legte ihr den Zeigefinger an die Lippen.

»Ein furchtbares Interview. Es wird furchtbare Folgen haben. Ich –«

»Mach dir keine Sorgen.«

»Wie war dein Abend?«

»Belanglos.«

»Was heißt das?«

»Tennis halt.«

»Du liebst Tennis.«

»Nicht genug, um die wenigen Minuten am Morgen mit dir zu vergeuden. Was meinst du?« Er hatte sie mit Küssen ins Kissen zurückgedrängt. »Was mich betrifft, hätte ich gern meine Frau«, flüsterte er, und Hella hatte die Ankündigung, nach Sydney zu reisen, auf später verschoben. *Mit T den ganzen Morgen im Bett gewälzt und gewalzt, was für ein Frühschoppen!*

Die bunten Farben auf dem Screen passten zu ihrer inneren Gestimmtheit. Ein prächtiges Abbild des Morgens, der noch in ihrem Blut pulsierte. Hella zog die Lederjacke aus. Sie hatte sie eilig übergeworfen in der frühen Kühle auf dem Land, zwei, drei Grad Temperaturunterschied waren das immer zwischen der Klein Glienicker Enklave und der Mitte der Stadt, und ehe sie zum Handy griff, vergewisserte sie sich, dass Sellim in der Nähe war. Er saß an seinem Platz.

Für das Interview mit Patrizia Mingo wollte Hella vorbereitet sein. Sie besaß genug Routine, ließ sich aber ungern überraschen, zumal bei einem fremden, ihr gänzlich unbekannten Land. Sich mit den Bedingungen vertraut zu machen, mit Klima und Fauna, der politischen und sozialen Lage, den jüngsten gesellschaftlichen Debatten, gehörte zum journalistischen Besteck. Auch Lokalkolorit war von Nutzen. Lokalkolorit, gab sie jüngeren Kollegen gern als Rat mit auf den Weg, ist wie die Würze im Essen. Die Farben eines Ortes, seine Stimmung konnten Akzente setzen. Wenn nötig, tauchten sie den Wortlaut in ein Licht, das die Aussage des gesamten Artikels konterkarierte.

Kolorit war, wie das Internet zeigte, hier ganz wörtlich zu verstehen. Das Outback war rot, die Buckelwale silbergrau, und so blau wie das Wasser vor dem Kirribilli Point hatte sie ein Blau noch nie gesehen. Das Bauwerk der Oper auf dem Bennelong Point, einer der Stadt vorgelagerten Halbinsel am Rand des Sydney Harbour, überstrahlte alles in leuchtendem Weiß. Ein dänischer Architekt hatte die Riesenmuschel aus gekrümmten gekachelten Schalen entworfen, die nun zur Kulisse von *Tragic News* geworden war, in der die Sonne mittags im Norden stand.

Hella hob den Blick zum Fenster. Reisefieber überkam sie. Eine Vorfreude, die sich als leichtes Nackenprickeln äußerte. Noch klebte sie an ihrem Stuhl, war an ihn gefesselt, wie T ihr in lähmender Regelmäßigkeit vorwarf.

Aber auch das war eine Frage der Einstellung.

T hatte schon lange mit ihr auf Safari gehen wollen. Einmal mit Allradantrieb und Fernglas durch die Savanne, das war ein alter Traum von ihm. Nachts im luxuriösen Zelt, Whisky und Zigarre, und während die Wildnis draußen an die Zeltwand brandete, liebten sie sich wild in der Sicherheit aus Echthaarfell und Kerzenschimmer. So schwebte ihm das vor. *Heute mit T Kataloge gesichtet. Musste ihn wieder vertrösten.*

Sydney war von Berlin-Mitte so weit entfernt, dass Google Maps die Route über Land nicht berechnen konnte. Zwischen den Landmassen Südasiens, des indonesischen Archipels und Ozeaniens wogten der Golf von Bengalen, die Bandasee, der ganze Indische Ozean, weshalb der Flug über die 16000 Kilometer von links oben auf der Karte nach rechts unten einen ganzen Tag Lebenszeit kostete. Diesen Preis wollte Hella gern bezahlen. Sie machte sich eine Notiz. Auch Hochwerth hatte einen ganzen Tag lang dort über den Wolken geschwebt. Doch ihn hatte die Nähe zum Himmel nur seinem Tod nähergebracht.

Hella, das Telefon am Ohr, gab Sellim ein Zeichen.

Eine Frauenstimme meldete sich. Ihr Englisch klang verschoben, als hätte sie bei den Ausspracheregeln in der Schule nicht aufgepasst. Hella, der jedes zweite Wort entging, stellte das Telefon laut, damit Sellim mitschreiben konnte. Zusätzlich nahm sie das Gespräch mit ihrem Handy auf.

Der routinierten Freundlichkeit der Restaurantchefin war zu entnehmen, dass man im Aria selbstverständlich die private Nummer der berühmten Sängerin kannte. Patrizia Mingo war nach den Konzerten oft zum Essen gekommen. Bei früheren Tourneen kam sie in Begleitung des Baritons. Diesmal mit Familie. Der Ehemann habe ganz gesund gewirkt, sogar ein bisschen Radau gemacht, augenscheinlich für den Sohn, dem das Getöse und Geprotze des Vaters vor dem Personal aus seiner Lethargie hatte heraushelfen sollen. Einer, der aus dem Leben scheiden wolle, sehe anders aus, gab man Hella zu verstehen. Zum Abendessen habe er Tatar bestellt, danach die teuerste Hauptspeise und den Bundaberg-Rum gelobt, ihm aber nicht übermäßig zugesprochen. Später habe er nur noch Kaffee getrunken, ziemlich viel, mit ziemlich viel Zucker, und dann auf einen schnellen Aufbruch gedrängt. Als großzügigen Trinkgeldgeber hatte man ihn in Erinnerung, wenn auch nicht besonders freundlich, deutsch eben, ganz im Gegensatz zum Bariton. Den habe man lieber an ihrer Seite gesehen. Da sei Patrizia Mingo aufgeblüht. Lebhaft sei sie gewesen, habe sogar Dessert bestellt und am Ende eines dieser Abende ein Gute-Nacht-Lied a cappella zum Besten gegeben. Ihre Nummer wollte man nicht herausgeben. *But no worries!* Man würde gerne eine Nachricht übermitteln.

»Rufen Sie mich an«, lautete die Nachricht, die Hella hinterließ. »Ihr Mann und ich konnten gut miteinander.«

Das stimmte so natürlich nicht.

Oder vielmehr wäre diese Frage noch zu klären. Was ihr an diesem Vormittag, mit Australien vor Augen und Sellim neben sich, unproblematisch erschien. Auch die schlimmsten Ungereimtheiten, sagte sie gern, lassen sich psychisch verstoffwechseln.

Bevor sie das angehen konnte, gab es noch einiges zu erledigen.

Die Redaktion war an diesem Vormittag, ein Donnerstag, nur schwach besetzt. Im Großraumbüro liefen die Schonbildschirme. Bis auf die Praktikantinnen war niemand zu sehen. Auf der gesamten Etage war es ungewöhnlich still. Im Hintergrund summte ein Kühlschrank.

Mit den Praktikantinnen hielt Hella sich gar nicht erst auf. Die eine war mit der Ablage beschäftigt, die andere schickte sie los, um Sandwiches zu besorgen. Sie hatte vor, sich und das Redaktionsteam bei einem gemeinsamen Lunch gegenseitig auf den neuesten Stand zu bringen.

»Wo sind denn alle?«

»Krisensitzung«, sagte Sellim beiläufig.

»Schon wieder?«

»Sibylle Schmücke hat sie kurzfristig einberufen.«

»Ohne uns?«

»Sieht so aus.«

»Wieso hast du mir das nicht gesagt?«

In diesem Augenblick ging die Tür zu Sibylle Schmückes Büro auf, und die Kolleginnen und Kollegen, die herauskamen, kehrten eilig an ihre Schreibtische zurück. Als Feuilletonchefin hatte Hella das Privileg eines eigenen Büros, und sie mussten an ihrer Glasscheibe vorbei. Ein paar nickten Hella flüchtig zu. Die meisten mieden den Blick in ihre Richtung.

»Warum weiß ich davon nichts?«

Sellim machte eine unglückliche Bewegung mit den Schultern, die eine Entschuldigung bedeuten konnte oder auch nicht.

Hella wartete, bis sich der Trubel gelegt hatte. Dann ging sie zu Sibylle Schmücke ins Chefzimmer hinüber. Sie traute sich eine gewisse Robustheit zu.

»Was geht hier vor? Warum sagt man mir nichts?«

»Ach, Hella, gut, dass du kommst«, sagte Sibylle Schmücke, die an ihrem Schreibtisch lehnte, als hätte sie gerade eine Ansprache gehalten. Der Schreibtisch war lachsfarben. Das ganze Büro war lachsfarben. Alles war auf diese Farbe abgestimmt, die Bleistifte, der Stuhl, das Blumenbild an der Wand. Schmücke hatte es sogar fertiggebracht, einen lachsfarbenen Laptop aufzutreiben.

»Machst du bitte die Tür hinter dir zu?«

Eine Viertelstunde und zwei Wutausbrüche später, die Hella schon, noch während sie fluchte, vollumfänglich bereute, stand sie wieder mit dem Rücken zur geschlossenen Tür, diesmal auf der anderen Seite. Sellim, an seinem Schreibtisch gegenüber, schaute auf. Eine Bewegung seines Kopfes verriet, dass er mit ihr reden wollte, und sie ging ihm in die Getränkeküche voran. Sie zog sich einen Pappbecher am Wasserspender, füllte ihn bis zum Rand und ließ das eiskalte Wasser in ihren Magen knallen. Stilles Wasser. Plätscherwasser. Wasser ohne Format.

Hier schaukelt sich was ungut auf, hatte Sibylle Schmücke gesagt. Hier steht das Ansehen einer ganzen Zeitung auf dem Spiel.

Wir nehmen dich aus der Schusslinie, hatte sie gesagt und ihren lachsfarbenen Bleistift auf Hella angelegt. Im Moment geht es vor allem um Schadensbegrenzung.

»Ungut«, sagte Hella, als Sellim die Gehhilfe abgestellt und seine lahme Hüfte an die Spüle gelehnt hatte. »Warum sagt sie nicht schlimm. Warum sagt sie nicht schädlich oder übel. Warum sagt sie nicht, hier schaukelt sich was übel auf. Tödlich für unser Blatt. Dieser Umgang mit Sprache gibt mir zu denken.«

»Sie hat Wirtschaft studiert, nicht Linguistik.«

»Irgendwann werden wir unsere Worte so verschleiert haben, dass kein Mensch mehr weiß, wovon die Rede ist. Eine Technik, um genau das zu verschweigen, was sich hinter einer immer undurchdringlicheren Fassade befindet. *Deshalb* haben wir bald keine Berichterstattung mehr. Nur noch Propaganda.«

In der Getränkeküche war es warm.

»Geh mit mir kurz das Gespräch durch, Hella.«

»Wozu?«

»Was hat sie gesagt?«

»Dass sie mich canceln wollen. Das hat sie gesagt.«

»Selbst, wenn sie das wollen –«

»Oder soll ich sagen: mundtot machen?«

»– wird ihnen das bei dir kaum gelingen.«

»Ich soll kürzertreten, Überstunden abfeiern. Seit wann interessiert sich die Schmücke für meine Überstunden?«

»Das ist vielleicht keine schlechte Idee.«

»Wie bitte?«

»Eine Pause, meine ich. Eine Auszeit nehmen. Ein bisschen Ruhe reinbringen. Das ist vielleicht kein so dummer Gedanke.« Sellim wählte die Worte mit Bedacht.

»Sag bloß.«

»Hier laufen die Telefone heiß, Hella. Unsere Social-Media-Kanäle werden zugemüllt. Wir wimmeln ständig Leute ab, kein Mensch kann noch konzentriert arbeiten. Als dein Freund sollte ich dir das sagen.«

»Als mein Freund.«

»Ja. Das ist nicht gut gelaufen gestern.«

»Was ist nicht gut gelaufen? Deiner Meinung nach. Als Freund.«

»Du hast im Abendprogramm unsere Zeitung diskreditiert.«

»Meiner Meinung nach habe ich einen Fehler eingestanden.«

»Du hast die Medien im Allgemeinen diskreditiert.

Wörtlich: eine kopflose Presse. Im Augenblick kein kluger Schachzug.«

»Meiner Meinung nach zeugt das von Größe.«

Sellim, bemerkte Hella Karl, schien die Ruhe selbst zu sein. Mit verschränkten Armen und überkreuzten Beinen stand er da und schaukelte den Oberkörper sacht hin und her. Aber er war auch nicht betroffen. Er hatte nur recherchiert. Er hatte die Aussagen zusammengetragen und verglichen, Quellen notiert, Fakten geliefert. Den Artikel hatte sie geschrieben. Ihr Name stand darunter.

»Und zum Dank für meine Ehrlichkeit schenkt ihr mir Quality Time?«

»Nicht für lange«, sagte Sellim. »So was dauert nie lange.«

»Ich soll mal wieder tanzen gehen, meinst du?«

»Nach ein paar Tagen werden sich alle beruhigt haben.«

»Foxtrott?« Sie sprach das Wort so aus, dass es wie Volkstrott klang.

»Spätestens nach der Beerdigung.«

»Mehr ficken als in letzter Zeit?«

»Hella.«

»Was ist *nach der Beerdigung*?«

»Spätestens dann ist alles vergessen.«

»Das kann ich nicht.«

»Was kannst du nicht.«

»Hierbleiben«, sagte Hella schnell. »Was, wenn ich einfach hierbleibe. Ich besetze mein eigenes Büro.«

»Das kannst du nicht.«

»Na, siehst du«, sagte sie. »Und du hast es heute Morgen schon gewusst.«

Hella ließ die Jalousien an den Glasscheiben ihres Büros mit Tempo herunter. Sie hatte keine Freunde. Nie welche gehabt. Für Freundschaft fehlte ihr jedes Talent. Sie hatte Träume gehabt, Träume dieser Art, früher, vor Jahren, als Kind, wenn sie von der Schule allein nach Hause getrödelt war. Aber früher, dachte Hella, die sich ungern bei diesem Thema aufhalten wollte, war mit jedem neuen Tag ein bisschen mehr vorbei.

Die Jalousien klapperten leise im Luftzug, der durch das gekippte Fenster kam.

Auf ihrem Schreibtisch lag die heutige Ausgabe ihrer Zeitung. Sie hatte noch keine Gelegenheit gehabt, hineinzusehen. Jetzt fehlte ihr die Lust. Sie schob das Blatt von sich weg, bis es fast zu Boden fiel. Wahllos klickte sie eine Taste ihres Computers an. Auf der Seite, die sich öffnete, war noch Australien zu sehen. Australien mit seinen Kasuaren und Kängurus und der im Sonnenuntergang glänzenden Oper. Entschlossen löschte sie den gesamten Kontinent. Down Under.

Sie war nicht der Typ, um sich lange mit Enttäuschungen aufzuhalten.

Ein zitternder Sonnenfleck fiel auf ihren Schreibtisch, und Hella legte eine Hand darauf. Das Licht zitterte auf ihrem Handrücken weiter. Sie machte eine Faust, um das Zittern zu löschen, doch das brachte nur ihre ramponierten Nägel zum Leuchten. Als sie die Faust hob, erwischte sie sich noch rechtzeitig.

Sie war auch nicht der Typ, der schnell die Contenance verlor.

Sellim war kein Freund. Er war ein guter Mitarbeiter und verlässlich, wenn auch etwas langsam. Schmerzen hatten seine Sinne abgestumpft. Doch er brachte die besten Informationen mit, recherchierte mit großer Sorgfalt. Und er wusste, was Hella zum Schreiben animierte. Seine körperliche Beeinträchtigung war in dieser Hinsicht ein Glück. Menschen, die er befragte, verloren ihre Scheu. Sie gaben sich preis. Die eigene Unversehrtheit machte überheblich. Mitleid, dachte Hella, war natürlich auch im Spiel. Im Mitleid, das sie ihm entgegenbrachten, wirkte Sellim harmlos, was in Hochwerths Angelegenheit eine grobe Täuschung war. Wenn man so wollte, dachte Hella, hatte der Hochmut seiner Kollegen Kai Hochwerth zu Fall gebracht.

Sein Theater war schon länger in Verruf geraten. Es war ein großes Haus. Vier Spielstätten lagen unter einem Dach. Auf der Hauptbühne wurden Klassiker und Romanadaptionen für die Abonnenten gezeigt, die Probebühne widmete sich dem Zeitgenössischen, es gab einen Saal für Musicals und Konzerte, und die Alte Kantine wurde wahlweise für Kindertheater, Wahlveranstaltungen oder Lesungen genutzt. Hochwerth hatte sich die Hoheit über alle Sparten gesichert. Er gab die Themen der Spielzeit vor. Ins Programm kam nur, was mit ihm abgestimmt war. Sanken die Zuschauerzahlen, setzte er Produktionen ab, und wenn er wollte, inszenierte er selbst. Und weil er so erfolgreich war, rissen sich alle darum, mit ihm zu arbeiten. Der Erfolg hatte ihn unantastbar gemacht.

Aber nicht deshalb hatte Hella Sellim ins Theater geschickt. Ihr Interesse galt einem Gerücht, das auf Partys und Empfängen die Runde gemacht hatte. Ältere Frauen bekämen keine Rollen mehr, weil sie niemand sehen wolle, hieß es. Das war an sich noch keine Meldung. Doch seither kursierten ein paar krude Witze über Hochwerths Harem, denen banale, aber unterhaltsame Geschichten zugrunde lagen, Geschichten von Eitelkeit und Konkurrenz. Und das war brauchbar für die Wochenendseiten.

Sellim hatte nachgebohrt. Er hatte sich reingekniet; eine Formulierung, die sie so nicht verwenden würde, nicht öffentlich, denn buchstäblich knien konnte Sellim mit seinen Muskellähmungen nicht. Dafür konnte er sich wortwörtlich erinnern. Er hatte ein phänomenales Gedächtnis. Er brauchte dazu nicht die Tonaufnahmen. Sellim erinnerte sich zum Beispiel daran, dass einer der Techniker gesagt hatte: »Man kann in diesem Laden nicht mal in Ruhe scheißen, ohne dass irgendwer was will.« Auch den Kommentar eines Regieassistenten hatte Sellim nicht auf Band. Beim Vorsprechen einer jungen Schauspielerin hatte der Regieassistent im abgedunkelten Zuschauersaal leise zu Hochwerth gesagt: »Die würde ich auf der nächsten Premierenfeier gern strippen sehen.« Ein Mitarbeiter aus der Presse- und Öffentlichkeitsarbeit hatte sich über das schlechte Klima beschwert, über mitternächtliche Anrufe auf dem Privathandy, Aufträge in der Urlaubszeit, kein Feierabend, kein nix, wenn der Chef es nicht wollte. Der Mann werfe auch mit Stühlen, hatte ein Beleuchter im Vertrauen erzählt. Eine Kostümbildnerin war schließlich zu einem längeren Interview bereit gewesen. Sie hatten sich in einem Café verabredet, das theaternah gelegen war, aber weit genug entfernt, um ein neutraler und geschützter Ort zu sein.

Hase werde sie tituliert, gestand die Kostümbildnerin, die anonym bleiben wollte. *Hase, komm mal rein, wir verhandeln gerade dein Arbeitspensum*. Manchmal trage ein Schauspieler absichtlich keine Unterhosen, wenn er sich vor ihr umziehe, und stolziere mit halb erigiertem Glied in der Garderobe auf und ab. Einer dränge ihr immer wieder seine private Unterwäsche auf, damit sie die für ihn wasche.

Hella war der Sache schnell überdrüssig geworden. Das Theater war eine überholte Institution, eine museale Angelegenheit, schillernd, aber tot, und seine Gepflogenheiten wichen schon wegen der ständigen psychologischen Extreme und sexuellen Spannungen vom Normalen ab. Sie hatte nicht den Eindruck, das durchschauen oder gar verteidigen zu müssen. Und was das Entblößen betraf: Auf der Bühne, befand Hella, sahen sich schließlich auch alle nackt. Zwanghaftes Ausziehen und Absondern von Körperflüssigkeiten, sobald die Scheinwerfer angingen, war dort seit Jahrzehnten Programm.

Sellim hatte nicht lockergelassen.

Die entscheidende Aussage hatte er auf Band. Eine Schauspielerin hatte Hochwerth der Grausamkeit bezichtigt. Sie hatte die Hauptrolle in Hochwerths nächster Inszenierung spielen sollen, die Rolle der Lulu im gleichnamigen Stück von Frank Wedekind. Die Schauspielerin war noch nicht lange dabei. Die Lulu war ihre erste große Rolle, sie konnte ihr Durchbruch sein. Doch dann gab es Komplikationen. Die Chefdramaturgin hatte die zukünftige Lulu weinend und völlig aufgelöst in der Damentoilette gefunden, einen Schwangerschaftstest vor sich auf dem Waschbeckenrand.

»Ich soll das Kind wegmachen lassen«, hatte die Schauspielerin wortwörtlich gesagt. »Er hat mich mehr oder weniger dazu gedrängt.«

»Eher mehr oder eher weniger«, hörte man Sellim auf dem Band vorsichtig fragen.

»Wo ist da der Unterschied?«

»Der Unterschied ist, ob das einen Artikel wert ist oder nicht.«

»Ich meine, was macht mehr oder weniger für einen Unterschied, wenn er das gesagt hat, was ich Ihnen bereits gesagt habe.«

Noch sei ihr nichts anzumerken, hatte Sellim berichtet. Nach zweieinhalb Monaten Probenzeit sollte das Stück Premiere haben, dann würde man es ihr anmerken, hatte die Schauspielerin zu Sellim gesagt. Man würde es sehen. Zu Spielzeitende stünde sie kurz vor der Geburt.

»Du musst dich entscheiden, ob du Kunst machen willst oder Babys«, hatte Hochwerth der Schauspielerin zufolge gesagt. »Du kennst die Rolle. Also sieh zu, dass du das wegmachen lässt. Und flenn jetzt nicht rum. Kinder sind ruckzuck in der Röhre.«

Die Chefdramaturgin war es, die alles ins Rollen gebracht hatte, befand Hella und spürte den kühlen Wind, der vom Fenster über ihren Nacken strich. Sellim war nur der Unheilsbote gewesen, der finstere Narr. Warum hatte er sich in diese Sache so reingekniet? Streng genommen ohne Hellas Einverständnis. Ohne ihn hätten Hochwerth und sein Theater ungestört weiterexistiert.

Hella stand auf, um das Fenster zu schließen. Die Glasfronten gegenüber waren verspiegelt, die Leute in den Büros nicht zu sehen. Sie ging zum Schreibtisch zurück. In der Redaktion schien der übliche Betrieb zu herrschen. Stimmen waren zu hören, das Klingeln von Telefonen. Niemand klopfte bei ihr an, niemand wollte etwas von ihr.

Streng genommen, das war Hella klar, traf Sellim keine Schuld. Sie selbst hatte sich mitreißen lassen. Wenn nicht im Inhalt, zu dem sie immer noch stand, so hatte sie sich doch bei der Wortwahl vertan. Ein Gedanke, der im Nachhinein wenig nützte. Er war reine Energieverschwendung. Doch sie wollte ihn zu Ende denken, jetzt, da sie freigestellt war. Manche Gedanken hatten etwas Schönes. Etwas Erhabenes haftete ihnen an, zumal, wenn sie von einem selber kamen. Fast war es dann so, als hätte nicht sie den Gedanken gehabt, sondern der Gedanke sie gekapert. Während man den Routinen des Tages nachging, reicherte sich ununterbrochen Material im Hinterkopf an. Sinneseindrücke und Stimmungen, Ahnungen und Befürchtungen, Beobachtungen und Erscheinungen flüchtiger und beständiger, vergangener und gegenwärtiger, wichtiger und unwichtiger Ereignisse lagerten sich unbemerkt ab, bis zuweilen ohne eigenes Zutun ein Zucken, ein neuronaler Flash den Hirnsalat entzündete und die Flamme einen losen Schatten warf, der, von der Konzentration ins Licht gezerrt, an Form gewann und zur Formulierung drängte. Und erst da, erst wenn die Sprache den Gedanken hatte, wenn er sprachlich gebunden war, hart und klar im Satzgestänge verschraubt, war er auch verstandesmäßig zu erfassen. In der Formulierung, vermerkte Hella Karl, um die Sache abzukürzen, lag diesmal der Hase im Pfeffer.

Im Ausdruck hätte sie milder sein können. Die Schlagzeile war reißerisch gewesen, *catchy*, wenn man den Jargon der Praktikantinnen benutzen wollte. Die Schlagzeile war hängengeblieben wie Kacke am Schuh. Und der scharfe Geruch, den sie verströmte, hatte das eigentliche Anliegen, das, worum es ihr gegangen war, nahezu verdeckt. Die Argumentation war auf der Strecke geblieben. Die Nase war ein empfindliches Organ.

Hella Karl, schon in der Lederjacke, rief sich ihr Anliegen noch einmal vor Augen. Sie hatte diesen Artikel damals nicht gedankenlos geschrieben. Sie hatte allen Grund dazu gehabt, schließlich ging es um ein Kind. Jedes Kind, so hatte sie damals Anklage erhoben, war ein Hoffnungsversprechen auf eine bessere Welt. Mit ihrem Unschuldsguthaben versprachen Kinder die Tilgung irdischen Übels. Doch war ein Kind erst mal da, blieb die Welt ganz die alte. Ein zugiger, unbehauster Ort. Ein Ort, an dem ein Menschenleben nichts zählte. An dem Menschen täglich weggeschmissen, ausgelöscht, getötet wurden. Das Leben, war es einmal auf der Welt, wurde, so die Suggestion dahinter, nicht gebraucht und nicht gewollt. Als müsse es schnell weg, damit genügend Platz für neue Hoffnung, neue Versprechen war. Nur die Idee des Lebens, der Traum vom Leben, sein Ideal waren erwünscht. Anders war nicht zu erklären, warum ungeborenes Leben so ins Rampenlicht der Aufmerksamkeit rückte, sein Verbleib, sobald es geboren war, jedoch vollkommen gleichgültig wurde.

Rang sich eine Frau dennoch dazu durch, ausgerechnet in diese zugige Umluft ein Kind hineinzugebären und sich allem, was das mit sich brachte, auszusetzen, der Ungewissheit und dem gesundheitlichen Risiko, der körperlichen Qual, die eine Schwangerschaft bedeutete, der Selbstentfremdung angesichts des aufgeblähten, aufgeschwemmten Körpers, der in seiner Schwere nicht länger als der eigene erkennbar war und für immer gezeichnet sein würde, Mühsal und Schmerzen der Geburt und dem dann folgenden Schlamassel, dem Schlafmangel, der postnatalen Depression, dem Ausgelaugtwerden, Ausgesaugtwerden und der anschließenden, zwanzig

Jahre währenden Abhängigkeit, sollte da irgendjemand das Recht haben, sich ihr in den Weg zu stellen? Hella war so wütend wie am ersten Tag. Sollte da jemand ihren Kinderwunsch vereiteln dürfen? Kein Gesetz erlaubte das. Allein, dass Hochwerth bei einer so tiefgreifenden Entscheidung, einer Entscheidung über Leben und Tod eines anderen, gewünschten Wesens das Sagen hatte haben wollen, überstieg die Grenze des Erträglichen. Dass einer wie er tatsächlich in der Lage sein sollte, einem Menschen das Leben zu verwehren und das der Mutter zu zerstören, war absolut nicht hinnehmbar.

Beim Wesentlichen, resümierte Hella Karl, hatte sie keinen Fehler gemacht. Sie war ihrem innersten, wahrhaftigen Gefühl gefolgt. Auch ethisch gesehen, hatte sie korrekt gehandelt. Ihr Einsatz für sozialen Zusammenhalt, ja, so konnte man das sagen, für Solidarität mit dem ungeborenen und dem geborenen Leben, war gerecht. Er war gerechtfertigt und wurde doch nicht anerkannt. Und dachte jemand an das Kind? Wäre das Kind unter diesen Umständen lieber gar nicht erst gezeugt worden? Oder lieber doch?

Hella fuhr den Computer herunter. Sie warf sich die Handtasche über die Schulter und nahm den Nagellack aus der oberen Schublade, wo sie ihn gewöhnlich aufbewahrte. Den Nägeln würde sie sich später widmen.

Die Zeitung unterm Arm, betrat sie den Flur und ging erhobenen Hauptes an der offenen Tür von Sibylle Schmücke vorbei.

So war sie, Hella Renata Karl. Sie kam dem Schicksal zuvor.

Mit dem Fahrstuhl erreichte sie das Erdgeschoss. Beim Überqueren der Straße, die um diese Uhrzeit kaum befahren war, rückte sie die Haare im Nacken zurecht und steuerte das Borchardt an.

Es war früher Nachmittag.

Im Borchardt war ein Teil des Außenbereichs weiß eingedeckt. Staubteilchen tanzten wie goldenes Konfetti im flimmernden Licht. Am Morgen hatten sie im Radio vor erhöhten Feinstaubwerten gewarnt, doch die Luft über dem Trottoir wirkte frisch und sauber. Zwei Kellner lehnten schläfrig am Eingang. Hella erwischte einen Sonnenplatz.

Die Sonne wärmte.

Die Sonne wärmte nicht genug.

Der Zustand, in dem sie sich befand, ließ Hella frösteln. Ohne Termine, ohne Druck, suspendiert, beurlaubt, freigestellt. Sie kam sich vor wie eine schreckliche Touristin. So eine Erfahrung hatte sie nicht einmal als Studentin in den Semesterferien gemacht. Auch in den Ferien hatte sie gearbeitet. Als Freelancer hatte sie sich rund um die Uhr Jobs organisiert, war zu Vereinsversammlungen gefahren, hatte recherchiert, nachgehakt, notiert, sich von irgendwelchen Idioten in mittelmäßigen Redaktionen herablassend oder anzüglich behandeln lassen und weitergemacht. Sie hatte immer weitergemacht. Gelegentlich hatte sie sich nach grenzenloser Zeit gesehnt, aber nur, weil sie wusste, dass dieser Fall nie eintreten würde. Sie kannte sich nicht vogelfrei. Hella, in vollem Bewusstsein, sich an diesen Gedanken gar nicht erst gewöhnen zu wollen, rief sich die kommenden Tage vor Augen: Sie und T im Paddelboot. Spaziergänge am Griebnitzsee. Die Formel 1. Mal wieder einen Kuchen backen. Langes Ausschlafen am Morgen, Lesen im Liegestuhl im Garten, ein Nickerchen am Nachmittag, müßiges Durchblättern der *Vogue*. Sie würde es auf sich zukommen lassen müssen. Allein die Tatsache, hier so früh zu sitzen, war ihr ein Gräuel.

Sie scrollte die Kontakte im Handy durch, legte das Handy aber bald zurück. Wenn es niemanden gab, dem man vom Glück erzählen konnte, sollte man vom Unglück schweigen. Die meisten Kollegen würden ihre Klage für das Eingeständnis einer Niederlage halten. Mitleid wollte Hella sich ersparen, auch den kleinen und doch hörbaren Triumph der Überlegenheit. Die Schadenfreude, dass auch sie angreifbar war. Außerdem war der Impuls, sich die Sache von der Seele zu reden, so vorübergehend wie die Sache selbst. T anzurufen, kam nicht in Frage. Sie würde mit ihm abendessen, nur er und sie und die gespickte Hasenrolle, ein Gericht, das er liebte, die sie gestern in weiser Voraussicht noch aufgefroren hatte. Beim Grappa würde sie ihn damit überraschen, dass eine Reihe freier Tage vor ihr lag. Sie konnten an die Zärtlichkeiten von heute Morgen anknüpfen, und das, fand Hella Karl, würde diesem Tag doch noch einen würdigen Abschluss verleihen.

Sie schloss die Augen und hing der Phantasie ein bisschen nach. Dann griff sie erneut zum Telefon. Etliche Nachrichten waren eingegangen, auch Anrufe hatte sie verpasst. Das alles ignorierte sie und googelte Robert Heinze. Nachdem sie seinen Namen mit Google Alert markiert hatte, stellte sie den Flugmodus ein. Endlich konnte sie sich auf die Speisekarte konzentrieren.

Der Kellner brachte einen Aperol Spritz. Hella hatte etwas anderes bestellen wollen, angesichts der frühen Uhrzeit etwas ohne Alkohol. Doch es war warm, die Sonne schien ihr ins Gesicht, auch innerlich taute sie langsam auf, und es war schön, erkannt zu werden. Die Kellner gaben ihr Wissen über bevorzugte Speisen und Getränke ihrer Stammgäste untereinander weiter, damit diese sich heimisch fühlten. Bei Hella funktionierte das. Die gestärkten Tischdecken, die diskrete Eilfertigkeit, der Geruch nach frisch gemahlenem Kaffee und jemand, der für sie sorgte, ohne dass sie etwas anderes schuldig war als ein bisschen Trinkgeld. So sah das gute Leben aus.

In der jüngsten Wochenendausgabe hatten sie eine Umfrage dazu gebracht. Die Frage nach dem guten Leben war auf große Resonanz gestoßen. Sie trieb die Leute um. Enttäuschend war nur die mangelhafte Phantasie gewesen. Den meisten ging es ums Urlaubmachen. Die Wünsche der Weltmeisternation im Urlauben beschränkten sich auf Erlebnisgastronomie, Fun-Parcours zu Land, zu Luft und auf der See, geführte Tempeltouren und Abspannen am Infinitypool. Wobei von Tempeln gar nicht erst die Rede gewesen war. *»Und solche Leute lesen dein Blatt«, kommentierte T am Frühstückstisch. Ich ließ ihn nicht merken, wie mich das kränkte.* Natürlich gab es auch die Unermüdlichen, die an der Rettung der Menschheit arbeiteten und das gute Leben in einer fernen Zukunft sahen, ohne Autos, ohne Geld, ohne Atomstrom, im Grunde ohne jede Energie, denn Energie, egal woher sie kam, entlud sich in Konflikten. Das waren die Birkenstock-Träger, die Leisetreter, die jedes Salatblatt, bevor sie es zärtlich zwischen die Lippen nahmen, um Verzeihung baten. Hella amüsierte das. Allerdings hatte sie auch die zerstörerischen Züge dieser Leute kennengelernt, ihre agitatorische Aggressivität, sobald sie mit den provokanten Fragen einer Journalistin konfrontiert waren.

Das beste Leben war in ihren Augen schlicht. Ein sonniger Platz, ein sorgenfreier Geist, ein solides Einkommen, das für ein Getränk und das gelegentliche Schnitzel reichte, und jemand, der sich an ihre Wünsche erinnerte. Mehr brauchte es nicht. Abgesehen von T. Aber T war mit zu vielen Unwägbarkeiten verbunden, um das eigene Wohlergehen von ihm abzuleiten. Was sie in irgendeinem Winkel ihres Inneren natürlich trotzdem tat, wie Hella wusste. Sie wollte sich nur den Rücken freihalten. Sicherheitshalber. Wenigstens theoretisch.

Der Aperol war spritzig und kalt, und weil mit Kranzel und Sunder erst in einer halben Stunde zu rechnen war, warf sie einen Blick auf die Gäste. Für das Stammpublikum war es noch zu früh. Nur die ältere Frau mit dem überschminkten Antlitz saß wie immer an ihrem Tisch im Schatten. Rüschenbluse, krümelnder Lippenstift. Das Warten stand ihr ins Gesicht geschrieben. In Begleitung war sie nie. Und doch konnte Hella keine Spur von Traurigkeit an ihr bemerken. Geduldig schaute sich die Frau die Speisekarte an.

Weiter hinten hatten ein paar Angestellte des Innenministeriums Platz genommen, wie Hella auf den ersten Blick erkannte. Sie lachten, als gelte es, die angebliche Harmlosigkeit ihres Berufs zur Schau zu stellen. Neben Hella in der Sonne saß der ältere Herr mit seinem schwarzen, wie geölten und zu einem straffen Seitenscheitel gekämmten Haar, mit dem sie gewöhnlich ein paar Worte wechselte, ehe er auf einem Tablet herumwischte, Fotos von jungen Männern betrachtete und dann überstürzt aufsprang, nicht ohne einen unnötig großen Geldschein unter seinen halb getrunkenen Cappuccino zu klemmen.

Hella beobachtete sie gern. Alles Leben, die mehr oder

weniger gelingend gelebt wurden. Als der Kellner fragte, ob sie noch einen Aperol Spritz wünsche, spürte sie Dankbarkeit.

Sie bestellte ein zweites Glas, dazu das Rindercarpaccio, denn sie hatte seit dem Frühstück nichts gegessen. Am Leben zu sein, dachte sie, dafür war sie mehr als dankbar.

Da tauchte Kranzel auf.

»Irgendeine Explosion«, sagte er und setzte sich keuchend wie nach einem Dauerlauf. »Eine Bombe oder so. Störung bei der S-Bahn.« Er warf seine Jacke auf den Nebenstuhl, hielt den Kellner zurück und bat um eine hausgemachte Limonade. Es überraschte sie, dass er Limonade trank.

»Steckt hinter dieser Bombe oder so ein Terrorist oder nur der Zweite Weltkrieg?«

Kranzel sah gut aus. Glattrasiert, fast faltenlos. Er schwitzte ein bisschen, aber das lag an seiner Körperfülle und gehörte zu ihm wie die randlose Brille und sein klangvoller Bass.

»Nichts bei *dpa* hinsichtlich eines Terroranschlags«, sagte er.

»Gerade dachte ich, wie schön es ist, am Leben zu sein.«

»Lass mich auf deinen Pegelstand kommen, Hella.«

»Mit einer Limo? Seit wann trinkst du Limonade?«

»Alte Kolonialherrenregel. Kein Alkohol vor siebzehn Uhr. Ich habe mir auch das S-Bahn-Fahren angewöhnt. Was aber nicht immer zu besseren Ergebnissen führt.«

»Im Gegensatz zum Auto vermutlich schon.« Hella kannte seine Vorliebe für alte Modelle, aufgemotzte Oldtimer, von denen er zwei in einer extra dafür angemieteten Garage stehen hatte. Irgendwo außerhalb von Berlin. »Neulich habe ich eine geschlagene halbe Stunde einen Parkplatz gesucht.«

»Seit ich S-Bahn fahre, ist mein Fußabdruck fast unsichtbar. Zart wie der Zeh einer Ballerina! Hättest du gedacht, dass ich auf meine alten Tage über so was schreiben würde? CO_2-Ausstoß, Klimaneutralität, schmelzende Pole?«

Hella versuchte, mit dem Strohhalm Saft aus dem Orangenschnitz zu pressen. »Macht ihr eine grüne Seite?«

»Du kannst konservativ und trotzdem an der Zukunft deiner Kinder interessiert sein.«

»Du hast keine Kinder.«

Er tastete nach dem oberen Knopf an seinem Hemd und machte ihn auf. »Wir waren fast die Letzten. Stell dir die Shitstürme vor. Na, du kennst das. Ich habe den Eindruck, dass du dich ganz wacker schlägst.«

»Und deine Oldsmobile?«, sagte Hella, ohne darauf einzugehen. »Die verschrottest du?«

»Davon weiß keiner.«

Hella musste lächeln.

»Sagt dir der Name Robert Heinze was?«, sagte sie nach einer Weile.

»Heinze, Heinze.« Kranzel pustete. »Glaube nicht. Wer soll das sein?«

»Er will mit einer Eisenstange in unsere Redaktion marschieren.«

»Nicht wahr.«

»Doch.«

»Was macht uns bloß so unversöhnlich? Das Wissen um die Sinnlosigkeit des Ganzen? Das im Erleben stets Versäumte? Oder hat die Erwartung der Verluste die

Glückserwartung schon ersetzt?« Kranzel schnaufte verächtlich. »Lässt uns der befürchtete Kollaps jegliches Maß, jeglichen Anstand verlieren? Auch bei den Klimaleuten könnte man den Eindruck bekommen, sie wollten gleich den Sonnenlauf verändern. Das ist bekanntlich schon Phaethon missglückt. *Das Gras wird grau, samt seinen Blättern brennt der Baum, und das trockene Saatfeld liefert seinem eigenen Untergang Nahrung.* Ovid.«

»Ein alter Freund von Hochwerth«, sagte Hella. »Mittelmäßig als Schauspieler, musst du nicht kennen.«

»Und mit der Eisenstange will er *was* erreichen?«

»Ich sage dir, es ist ein Genuss, am Leben zu sein.«

»Schlimm genug«, sagte er, »dass wir die Natur in Besitz genommen haben. Jetzt kommen diese Landkranken an und wollen uns einreden, dass die Natur uns besitzt mit ihrer dummen Panikpädagogik, mit der sie alles übers Knie brechen wollen. Du hast recht, Hella. Wir müssen den Brechstangen dieser Welt rechtzeitig Einhalt gebieten.«

»Eisenstange«, sagte Hella. »Die Rede war von einer Eisenstange.«

»Tu mir den Gefallen, und pass auf dich auf, ja?« Er klang besorgt. »Du bist da in schwieriges Fahrwasser geraten. Wenn ich was für dich tun kann –«

»Halb so wild.« Sie wehrte ab. Was sich da zusammenbraute, übertraf den gewöhnlichen Shitstorm. Das wusste Kranzel. Doch sie wollte nicht überdramatisieren, nicht vor ihm. Denn genau das hätte er unter normalen Umständen gesagt. Nur nicht überdramatisieren! Und dass die Umstände nicht normal waren, war das Letzte, was sie hören wollte.

»Lebst du gern?« Die Frage kam ihr ganz unvermittelt über die Lippen.

»Da mich keine Selbstmordgedanken plagen, ist anzunehmen, dass ich gern am Leben teilhabe. Zumal an meinem eigenen.«

»Ich meine, würde dich in diesen Zeiten jemand fragen, ob du lieber gar nicht erst geboren worden wärst, was würdest du antworten?«

»Zu leben ist das, was unserer Natur am zweitnächsten kommt.«

»Und am nächsten kommt uns das Sterben?«

Er legte seine Hand auf ihre. »Nimm das alles nicht persönlich, Hella. Versprich mir das.« Er verzog den Mund. »Am nächsten ist uns die Rücksichtslosigkeit«, sagte er dann. »Rücksichtsloser Genuss. Genusssucht bis zum letzten Atemzug. Und zu allem Übel schreiben sie das jetzt mit drei s! Deine andere Frage«, sagte er und strich die wenigen Haare über seiner Platte glatt, »die Frage, ob ich lieber nicht geboren worden wäre, folgt einer Logik, die sich mir nicht erschließt. Oder doch einer ganz eigenen Logik. Hinter sich selbst zurückgehen? Sich im Bewusstsein der eigenen Existenz das Nichtexistieren vorstellen? Dazu fällt mir ein Witz ein, den mir neulich jemand erzählte: Vier in einem Raum. Fünf gehen raus. Da muss einer wieder rein, damit der Raum nicht leer ist.«

Er lachte, und Hella, der die Pointe entging, war froh, als das Carpaccio kam. Beim Anblick des hauchdünnen Fleisches, das mit Parmesan überstreuselt war, merkte sie, wie hungrig sie war. Kranzel nippte an seiner Limonade und wirkte zufrieden.

»Strohhalme aus Glas«, sagte er. »Vornehm geht die Welt zugrunde.«

»Das hat mein Großvater schon gesagt.«

»Siehst du. Es gibt Hoffnung. Außer für Hochwerth. Hochwerth aber, glaube mir, Hella, ist die Zuversicht durch eigenes Zutun abhandengekommen.«

In seiner Jackentasche klingelte das Telefon. Kranzel kaufte sich immer das neueste iPhone und stellte wieder das alte Klingeln ein, einen Song der Red Hot Chili Peppers. Die Red Hot Chili Peppers sangen *earthquakes are just another good vibration*, und während Kranzel eine Nachricht tippte, hing sie ein paar Gedanken nach. In Kranzels Gegenwart fiel ihr das leicht. Die Leichtigkeit brachte sie an einen wichtigen Punkt.

Sie hatte tatsächlich ganz gut mit Hochwerth gekonnt.

Das war kein einfaches Eingeständnis. Zu stark war noch der letzte Eindruck, die Erinnerung an sein verquollenes, grobporiges Gesicht, die dicken Tränensäcke, die fiese Attitüde. Doch wenn sie Klarheit schaffen wollte, musste sie sich zu einem ungetrübten Blick durchringen, auf sich und diesen Mann, dem sie zuletzt den Tod gewünscht hatte. Insgeheim und niemals laut.

Sie versuchte, sich ihr Verhältnis zu Hochwerth als Verlaufskurve vorzustellen. Der horizontale Strahl zeigte die Jahre ihrer Bekanntschaft an, die Vertikale den Intensitätsgrad gegenseitiger Achtung. Sie hatten bei null begonnen. Dann aber hatten sie die Nullmarke recht schnell verlassen und waren schon nach einem Jahr in beträchtliche Höhen geklettert. Auf sechzig, siebzig Prozent belief sich der gegenseitige Respekt in ihren besten Zeiten bestimmt, die Kurve ging wellenartig mal runter, mal etwas rauf, ehe sie rapide und wie im Sturzflug auf weit unter null gefallen war, in den Eiskeller gewissermaßen. Das lag nun etwa sechs oder sieben Monate zurück.

An den höchsten Punkten der Kurve hatte Hella, das musste sie sich eingestehen, Hochwerth sogar vor anderen verteidigt. Sie hatte seine Courage bewundert, seinen freien Geist. Er schien zu spüren, dass sie ihm ebenbürtig war, vielleicht nicht so erfolgreich wie er, kein Star im Rampenlicht, aber in der Druckerschwärze ihrer Zeitung übte sie einen nicht zu unterschätzenden Einfluss aus. So jedenfalls hatte Hella sich das gern vorgestellt. Früher. Am Anfang ihrer Karriere als Feuilletonchefin.

Er hatte sie verunsichert, aber mehr noch fühlte sie sich von ihm angespornt. Weshalb sie ihm die Sache vom Premierenabend nicht lange nachtrug. Sie hatte geglaubt, ihm verziehen zu haben. Und noch etwas spielte eine nicht ganz unwichtige Rolle. In seiner Gegenwart fühlte sie sich weiblich. Sie passte gut in ihren Körper. Sie hatte sich, das war aus der Erinnerung nicht wegzudenken, mit ihm begehrenswert gefühlt. Hochwerths Instinkte witterten Macht. Er nahm sie wahr, wo immer sie sich auch nur ansatzweise zeigte. Weshalb er Hella gegen ihren Willen doch gefiel, auch wenn sie das nie gesagt hätte. Nach Begegnungen mit Hochwerth, das verheimlichte sie T, war sie jedes Mal nass.

Sie waren sich bei diesem oder jenem Empfang begegnet, waren zusammen diese oder jene Treppe hinunter- oder hinaufgelaufen, hatten sich eines Abends schließlich abseits der anderen an einem Bartisch auf einer Dachterrasse hoch über Berlin befunden, nur Hochwerth und sie mit zwei Gläsern Gin Tonic. Die Demütigung vom Premierenabend lag noch nicht lange zurück. Hochwerth, so viel war ihr klar, war sich ihrer ohnehin nie bewusst gewesen.

Er hatte eine Hand auf ihren Unterarm gelegt und

ohne jede Doppeldeutigkeit gesagt: »Wo kommen Sie noch mal her?«

»Sie meinen, wo ich geboren wurde?«

»Stallgeruch, die Sippe. Das meine ich.«

Vor dem nachtklaren Horizont blinkte der Fernsehturm.

»Herkunft wird heutzutage überbewertet. Finden Sie nicht?«

»Man hört Ihnen nichts an«, sagte er, ohne darauf einzugehen. »Null Dialekt, null Intonation, rein gar nichts!« Fast klang es wie ein Vorwurf.

Einem wie ihm, war Hella später klar geworden, musste so etwas auffallen. Ihm war ebenfalls nichts anzuhören. Er sprach ein Hochdeutsch, das so rein war, als wäre es bearbeitet worden, als hätte er in seiner Jugend viel Zeit damit verbracht, die Buchstaben, ehe er sie formulierte, durch einen Feinschliff zu schicken, irgendeine Vorrichtung im Mund, die dafür gesorgt hatte, dass er jetzt eine gestochen scharfe Aussprache hatte.

Hella hatte sich ins Allgemeine geflüchtet. Ein Dorf an der Elbe, morsches Gebälk, schimmernde Fäulnis, das Strömen des Flusses immer im Ohr. Das Hochwasser, die Überschwemmungen, die Deiche, die manchmal nicht hielten. Das habe sich ihr eingeprägt. Weshalb sie sich, und an dieser Stelle hatte Hella künstlich aufgelacht, nun wieder ein Zuhause in Wassernähe gesucht habe. In Potsdam. Ob er dort schon mal gewesen sei.

»Machen Sie Witze?«

»Die meisten halten Potsdam für einen Vorort von Berlin.«

»Tun sie das?«

Hella, sich keine Rückfrage zu seiner Herkunft gestattend, schaute zum Fernsehturm, ein zweiter Mond am Himmel.

»Ich habe vor Jahren mal in Potsdam inszeniert.«

»Ach so?«

Er machte eine wegwerfende Handbewegung. »Nicht der Rede wert.«

»Irgendwann haben wir alle mal angefangen«, sagte sie.

»Die Stadt meine ich. Potsdam. Für Theater total uninteressant.«

»Fürs Feuilleton auch.«

Nach einer Pause sagte er: »Sie sind eine Streitbare, was.«

»Ich habe lernen müssen, wofür es sich zu streiten lohnt«, sagte sie nach kurzem Zögern.

Sein Blick streifte ihr Dekolleté, ein Aufflackern, ehe er zu seinem Glas griff, es mit einer freundschaftlichen Geste gegen ihres stieß und in einem durstigen Zug austrank.

»Ein versifftes Dorf an der Elbe also«, sagte er schließlich, und noch im Dunkeln sah sie, wie er sie mit zusammengekniffenen Augen musterte. »Da wird Sie das Schicksal auch nicht gerade an seinem Busen genährt haben«, fügte er hinzu, eine seltsam pathetische Formulierung, die ihr jedoch etwas über eine Verletzung verriet, eine alte Wunde.

Damals hatten sie etwas voneinander verstanden, obwohl das Haus, um das es sich bei ihrer Erzählung gehandelt hatte, auf dem Hof ihrer Großeltern stand. Das aber wusste nur Hella Karl, die an diesem Abend beim Gin Tonic auf der Dachterrasse beschloss, das in Zukunft immer so zu halten. Haus und Hof ihrer Großeltern würden für alle künftigen Nachfragen ihre Kindheitsheimat sein.

Eine Lüge war das nur bedingt. Sie war von ihrem Großvater erzogen worden. Er hatte ihr die einfache Mathematik beigebracht, neben der Algebra auch die Mathematik des Lebens, wie Hella schon früh großspurig kundtat. Hella wird heller, hatte ihr Großvater oft lachend gesagt, wenn sie beim Multiplizieren keine Fehler machte. Er hatte ihr gezeigt, wie man einen Traktor fuhr. Er hatte ihr ein Fahrrad geschenkt und war auf den Graswegen an der Elbe neben ihr hergelaufen, bis sie auf den zwei Rädern das Gleichgewicht halten konnte. Seine Frau hatte gebacken und gekocht. Sie war mit ihrem Staudenbeet und ihren Himbeerbüschen beschäftigt gewesen und brachte ansonsten wenig Interesse auf, vor allem an den Gefühlen eines Kindes. Aber sie hatte für regelmäßige und pünktliche Mahlzeiten gesorgt, und das war mehr, als Hella von zu Hause kannte.

Hella, das Schlüsselkind. Vertraut mit der Dynamik der Straße.

Ihr Großvater war es gewesen, der ihr aus der Zeitung vorgelesen hatte. Der an Sonntagnachmittagen eine Kanne Pfefferminztee für sie beide kochte und sich mit ihr an den Küchentisch setzte, wo sich der bittere Geruch der Zeitung mit dem Minzegeruch vermischte. Und während die Standuhr jede halbe Stunde schlug, hatte sie gelernt, was eine Partei war und was sie machte und warum die Partei, die ihr Großvater wählte, für Leute wie ihn die richtige war. An diesen Sonntagen hatte er ihr das Reich der Druckerschwärze erschlossen.

»Patrizia Mingo gibt übrigens Interviews«, sagte Hella, von einem vorbeifahrenden Touristenbus aus den Gedanken gerissen. »Ich habe vor, nach Sydney zu fliegen. Für ein Exklusivinterview. Interesse?«

»Schlechtes Timing.« Kranzels Blick lag immer noch auf seinem Handy. »Wenn ich dir einen Rat geben darf, lass die Finger davon.«

»Das gibt journalistisch mehr her als das S-Bahnfahren.«

»Lass es, Hella. Im Augenblick kann niemand mit dir. Aber das geht vorüber, glaub mir. Das geht vorüber wie alles. Denn ins Dunkel führt der Weg allemal. Für uns alle.« Das war seine Lieblingsfloskel, und aus irgendeinem Grund beruhigte es sie, dass er sie benutzte.

Auf der gegenüberliegenden Straßenseite tauchte Sunder auf. Er hatte sich verzettelt, irgendeine Sache mit seiner Frau.

»Ich hab's dir gesagt«, sagte er zu Hella, als er sich setzte. »Hab ich's dir nicht gleich gesagt?«

Sunder akzeptierte selten eine Widerrede. Wie er da, die Beine breit, in seiner sportlichen Jacke und einem tadellosen Hemd selbstsicher auf dem Holzstuhl Platz nahm, wirkte er unverwüstlich, ein Gewitter. Auch schien ihm alles leichtzufallen. Ihm schien alles zuzufallen. Selbst beim Tragen teurer Kleidung sah er lässig, sogar nachlässig aus. Was allerdings weniger erstaunlich war, ermahnte sich Hella, wenn man bedachte, dass seine Frau die Herrenabteilung von Massimo Dutti in der Friedrichstraße leitete.

»Was hat er dir gesagt?«, fragte Kranzel. Neben Sunder sah er in seinem altmodischen Aufzug plötzlich wie ein Rentner aus.

»Es bricht ihr das Genick. Das habe ich ihr gesagt.«

Kranzel legte sein Telefon weg. »Wir sollten nicht überdramatisieren.«

»So ein Job verlangt jemanden fürs Grobe. Keine zarten Seelchen.«

»Wären wir nicht solche routinierten Überdramatisierer, hätten sich viele Grabenkämpfe von selbst erledigt«, sagte Kranzel. »Das Erregbarkeitsniveau dieser Gesellschaft, quer durch alle Schichten, ist grotesk.«

Sunder schaute Hella an, als hätte er Kranzel nicht gehört. »In den guten alten Zeiten, als es das Internet noch nicht gab, hat man sich beim Stänkern wenigstens ehrlich in die Augen geschaut. Sich ehrlich die Schädel eingeschlagen.« Sein Blick blieb an Kranzels Glas hängen. »Was trinkst du da?«

»Limettenlimonade.«

»Tatsächlich? Du Ärmchen. Müssen wir auch dich betrauern?«

»Nicht nötig«, sagte Kranzel. »Verschwende deine umflorten Gefühle nicht an mich. Lass uns lieber verhindern, dass wir sie bald anderweitig brauchen. Jemand lauert Hella mit einer Brechstange auf.«

»Eisenstange«, sagte Hella.

»Hab ich's nicht gesagt? Hör mal, Hellalein. Als Frau in einer exponierten Stellung. Das wird nichts. Dass du überhaupt so lange durchgehalten hast.«

»Zu lange, findet meine Chefin.«

»Hör mir bloß mit Chefinnen auf. Das sind die schlimmsten. Gemeingefährliche Weiber, die über Leichen gehen.«

»Diese Erfahrung teile ich nicht«, sagte Kranzel.

»Klar teilst du die nicht, du Frauenversteher.« Sunder machte eine wegwerfende Handbewegung in Richtung eines Spatzes, der sich auf dem Nebentisch niedergelassen hatte. »Ich nehme an, du bist beurlaubt?«, sagte er zu ihr. »Überstunden abbummeln?«

Hella nickte.

»Ich erinnere mich, einmal Ähnliches erlitten zu haben. Nach drei durchsoffenen Nächten bin ich zurückmarschiert und habe gesagt: So schnell werdet ihr mich nicht los.«

»Wahrscheinlich hattest du eine Brechstange dabei.« Kranzel klang gereizt.

»Natürlich nicht. Ich bin ein friedfertiger Zeitgenosse. Handgreiflich ist niemand geworden.«

»Nehmen wir mal an, ich hätte diesen Artikel nicht geschrieben«, sagte Hella.

»Dann hätte ihn jemand anderes geschrieben«, sagte Kranzel.

»Besser jemand anderes als ich.«

»Hat mich sowieso gewundert«, brummte Sunder. »Du warst doch immer gegen die Anschwärzerei.«

»So ist es.«

»Eine, die sich der Sache, nicht der Emotion verschrieben hat. Eine der letzten Aufrechten.«

»Irgendjemand hätte ihn geschrieben«, sagte Kranzel.

»Die uns armen Schweinen auch mal einen Witz durchgehen lässt.«

»Das war kein Witz!«, fuhr Hella auf.

»Nicht eine von diesen Weibern, die immer alles besser wissen und dann nach ihren Rechten schreien.«

»Schwangerschaftsabbruch ist ein Straftatbestand!«

Grinsend aalte sich Sunder in der Sonne.

Hella spürte den Blick der einsamen Frau am Nachbartisch und sagte leiser: »Schwangerschaftsabbruch wird im Strafgesetzbuch geregelt, Iwen. Und zwar im selben Absatz wie Mord und Totschlag. Ich sehe nicht ein, warum ich das hätte verharmlosen oder kleinreden sollen.«

Sunder war nicht so schnell zu beeindrucken. »Ja. Aber

du, Hella? Ausgerechnet? Du hast deine Zeitung von dieser Seuche freigehalten. Die anderen schütten ihren Dreck über den Leuten aus, und du bleibst objektiv.«

»Noch ein Irrtum von uns alten weißen Männern«, sagte Kranzel. »Objektivität.«

»Mord und Totschlag. Darüber wird man wohl noch schreiben dürfen.«

»Schreiben schon.«

»Wir verschleiern die Worte so lange, bis kein Mensch mehr weiß, wovon die Rede ist!«

»Nein«, sagte Kranzel. »Du muss jetzt nur dazu schreiben, dass du schreibst, wie du schreibst, weil du auf deinen eigenen Füßen stehst, die ganz subjektive Abdrücke auf dem Boden der Tatsachen hinterlassen.« Er schlürfte den Rest der Limonade aus dem Glas.

»Bald lässt sich überhaupt nicht mehr journalistisch arbeiten.« Hella hatte Mühe, sich zu beherrschen. »Ich bin in den Journalismus gegangen, um das, was wir fürchten, in eine einfache und klare Sprache zu bringen. Worte sind dazu da, unsere irrationalen Ängste beherrschbar zu machen, Ängste, die dem Urgrund unserer Existenz entstammen, also quasi dem mütterlichen Schoß. Als ich geboren wurde, war Abtreibung nicht mal straffrei. Erinnert euch. Das war noch ganz und gar verboten. Leute wie ich wären sonst gar nicht auf der Welt!«

Es war still.

»Festzuhalten ist aber auch«, warf Kranzel mit einem Seitenblick zu Sunder vorsichtig ein, »dass er der Frau das Kind nicht aus dem Bauch geholt hat. Er hat nur eine Empfehlung gegeben.«

»Das war mehr als eine Empfehlung.«

»Was du, nehme ich an, entsprechend überprüft hast.«

»Natürlich habe ich das überprüft. Es gab keinen Grund zu der Annahme, dass irgendjemand lügt.«

»Na, siehst du«, sagte Kranzel zu Sunder.

»Ich vermute, Hellalein«, Sunder wiegte den Kopf, als mache ihm etwas große Sorgen, »es hatte auch damit zu tun, dass dir die Geschäftsleitung im Nacken sitzt. Wenn dir jemand die Klicks und Likes vorrechnet, bist du versucht, dem Trend nachzugeben. Egal, welchem. Damit sich die verdammten Klickzahlen erhöhen.«

»Der Mensch ist korrumpierbar«, sagte Kranzel, »nur –«

»Sowieso«, fiel Sunder ihm ins Wort. »Aber *sie* habe ich als charakterfest kennengelernt.«

Hella spürte den Alkohol. Auf einmal hatte sie keine Lust mehr. »Nach meinem Dafürhalten ist Zwang das Schlüsselwort. Hochwerth hat seine Macht missbraucht«, sagte sie und hörte selbst, wie steif das klang. »Trotzdem wäre es mir lieber, jemand anderes hätte darüber geschrieben.«

»Kann ich gut verstehen«, sagte Kranzel.

»Klar, dass du das wieder verstehst. Aber eines wissen wir mit Sicherheit.« Sunder winkte dem Kellner. »Unser Intendant war am Ende des Tages nicht charakterfest.«

VIER

Es regnete. Seit dem Morgen hing ein tiefer grauer Schleier über der Havel. Das Wasser wirkte ruhig, bis auf die vom Regen gespickte Oberfläche. Aus der Nähe war es aufgewühlt, Sand und Schlamm färbten es am Ufer braun. Wenn der Wasserspiegel weiter stieg, würden Teile des Ufers überspült und die Erde ausgeschwemmt werden. Der Rasenrand war jetzt schon unterhöhlt, nackte Wurzeln stakten in die Luft. Als Hella sich umdrehte, um den Rückweg anzutreten, spürte sie ein Schaudern, das bis auf die Knochen ging.

Was sie zum Ufer hinunter und ans Wasser getrieben hatte, konnte sie nun nicht mehr nachvollziehen. Keiner ihrer Nachbarn ging bei diesem Wetter vor die Tür. Im Nebenhaus brannte Licht im oberen Stock, sonst wirkten die Häuser verwaist. Sie warf einen Blick zur Havel zurück. Auf der anderen Uferseite, dort, wo früher die Mauer gestanden hatte, fuhren ein paar Radfahrer in Regencapes vorbei. Minen und Selbstschussanlagen hatten einmal den Mauerweg bestückt, der jetzt entlang gepflegter Büsche eines Parks im Stil englischer Gärten führte. Früher hatten dort auch Wachtürme gestanden. Schusswillige Soldaten mit Gewehren im Anschlag sollten verhindern, dass jemand durch die Havel schwamm. Damals waren die Menschen mit Gewalt auf ihrem kleinen Fleck sozialistischer Erde festgehalten worden. Und doch hatten sie sich nicht das Leben genommen. Die meisten jedenfalls nicht, dachte Hella. Sie hatten sich auch nicht den Garaus gemacht, als sie nach der Wende ihre Jobs verloren. Sonst hätten die blühenden Landschaften, wie dieses großspurige Politikerwort gelautet hatte, gleich auf Totengräbern gepflanzt werden müssen. Hella geriet in eine zunehmend fatalistische Stimmung. Sie beeilte sich, zum Haus zurückzukommen.

Das hintere Gartentor hing schief in den Angeln. Mit jedem Regen versanken die Pfosten tiefer im Schlamm. T hatte es längst austauschen wollen. Wahrscheinlich hielt er auch das Tor inzwischen für eine Antiquität, die unbedingt erhaltenswert war. Hella machte große Schritte durch das nasse Gras. Die sandigen Hosenbeine schlugen gegen ihre nackten Knöchel. Sie hätte Gummistiefel anziehen sollen. Seit neuestem wurde auch in Brandenburg vor Zecken gewarnt. Borreliose, Hirnhautentzündung, es gab so viel, woran man sterben konnte.

Im Flur tropfte das Wasser aus dem Regenmantel auf den Läufer. Der Regen draußen wurde stärker.

Den ganzen Samstag würde es so weiterregnen, was den Paddelausflug bis auf weiteres unmöglich machte. T war jetzt schon schlechter Laune. Er saß im Wohnzimmer, die Beine ausgestreckt. Das Licht der Stehlampe fiel auf seine braungebrannten Arme. Er hatte sich mit ein paar Zeitschriften versorgt und blickte nicht auf. *T in seiner ranzigen Phase, er fläzte im Sessel und machte den Eindruck, als wolle er fort, manchmal brauchte er das, ich ließ ihn dann und ging in den Garten.* Die Lesebrille trug er nicht. Sie hing über einem seiner Oberschenkel, mit gespreizten Bügeln, wie um an etwas zu erinnern.

In einer Mischung aus Schuldbewusstsein und Verlangen streifte Hella im Vorbeigehen seine Knie.

»Pass auf«, sagte er. »Du machst mir noch die Brille kaputt.«

Sein Tonfall war gereizt. Das Wetter machte ihn gereizt und die Langeweile und natürlich Hella, die ihm das Gefühl gab, der Hausmann zu sein, immer zu Hause, immer zu Diensten, dabei hatte sie gestern Abend das Essen zubereitet.

Auf den Ausflug mit dem Paddelboot sprach er sie schon nicht mehr an. Früher hatten sie das oft gemacht. In ihren ersten Jahren waren sie die Havel hinuntergepaddelt, hatten sich schleusen lassen, waren irgendwo eingekehrt, hatten manchmal sogar in einer spießigen Pension die Nacht verbracht. Das Faltboot mit dem Holzgestänge und dem robusten Bezug aus blauem Stoff gehörte ihm. Er hatte es von seinen Eltern. Sie legten aufblasbare Kissen auf die kleinen Holzsitze und schoben es mit einem Bootswagen ans Wasser hinunter. Dein Blauboot zum Blaumachen, nannte sie es zärtlich, wenn sie, vorne sitzend, die nackten Beine rechts und links zum Bräunen auf die Bootshaut legte, und ihn für eine Weile allein paddeln ließ. Jetzt hing es unter dem Garagendach und schimmelte im Regen.

»Soll ich uns einen Tee machen?«

»Für mich nicht«, brummte er und sah auf die Uhr.

»Hast du noch was vor?«

»Nein, du?«

»Dann lass mich einen Tee machen.«

»Ich will jetzt keinen Tee, Hella.«

»Willst du mich?«, sagte sie im Versuch, ihn aufzumuntern, sah aber sofort, dass das keine gute Idee war.

Er blätterte eine Seite in seiner Architekturzeitschrift um.

»Ich will dir ein Kind machen«, hatte er einmal gesagt, rau, fast hart, mit einem Beben in der Stimme, was Hella ausgerechnet jetzt einfiel, während sie ungelenk vor dem Sofa stand und seine stumme Zurückweisung sie wie ein Messer durchschnitt. »Ich will dir ein Kind machen«, hatte er einmal im schwedischen Sommer gesagt und ihr fest mit der Hand an den Hintern gegriffen. Sie war stehen geblieben, mit weichen Knien. Sie standen auf der Skeppsbron, vor dem Mond auf dem Wasser, im leisen Klirren der Segelstangen. Keiner von ihnen hatte damals wirklich an ein Kind gedacht, an ein wirkliches Kind, an einen schwangeren Körper und eine schmerzhafte, blutige Geburt. Auf der mondbeschienenen Brücke, im lauen Abend, war es nur der Satz gewesen, der sie beide erregte. T, das hatte Hella sehr genau gespürt, wollte hören, wie er sie in Besitz nahm, und sie, auf die Worte eine ungeheure Wirkung hatten, gestand ihm das zu.

Das Rohe, Kompromisslose war das, was Hella am männlichen Begehren gefiel. Auch an T. *Sah ihm vom Fenster meines Arbeitszimmers beim Rasenmähen zu. Seine sehnigen Arme. Das routinierte Spiel von Brust- und Schultermuskeln. Seit er den Strohhut trägt, kurze Hosen und Leinenhemd, sieht er ein bisschen wie Hesse aus.* Frauen, hatte Hella früh gelernt, brachten die nötige Konzentration mit in den Sex und die Fähigkeit, sich anzupassen.

Was das für Folgen hatte, war auch Hella erst jenseits der vierzig aufgegangen.

»Sag mir, wenn du was brauchst.« Sie ließ den Blick noch einen Moment auf der schlanken Gestalt ihres Mannes ruhen, ehe sie es aufgab, darauf zu warten, dass er den Kopf hob. Nicht einmal den Anlass seines Ärgers kannte sie. Ihrer Ansicht nach, und da war Hella ziemlich rigoros, hatte T keinerlei Grund, sich zu ärgern. Sie hatte das ganze Wochenende frei. Sie hatte sich extra freigenommen, wie sie ihm versichert hatte, da er von Sibylle Schmücke nichts wusste, und am Regen war sie auch nicht schuld.

»Ich mach mir jedenfalls Tee«, sagte sie auf dem Weg in die Küche.

Als das Wasser sprudelte und das Gesprudel mit dem Geräusch des Regens in einen harmonischen Einklang kam, durchfuhr sie die Lust. Das Ziehen in den Brüsten war unverkennbar. Auch die Beine gaben etwas nach. Doch T schien außerstande, mit ihr ins Bett zu wollen. Selbst Hand anzulegen, kam ihr in seiner Anwesenheit lächerlich vor. Außerdem hätte sie hinauf ins Arbeitszimmer gemusst, wo auch ein Sofa stand, und davor scheute sie zurück.

Sich anzufassen, damit hatte Hella kein Problem. In stressigen Zeiten war das die einfachste Methode, um zu einer körperlichen Entspannung zu finden. Im Grunde, dachte Hella, funktionierte sie da nicht anders als ein Mann. Schon mit zwölf hatte sie intensiven Kontakt zu ihren erogenen Zonen, und die Vorstellung einzelner Geschlechtsteile hatte zur Entladung ausgereicht. Doch die Tiefe der eigenen Erotik hatte sie erst spät entdeckt. Wenn sie daran dachte, und das tat sie nicht oft, musste sie zugeben, dass sie sich noch als erwachsene Frau über den eigenen Körper nicht ganz im Klaren gewesen war. Nicht im Bilde. Außen vor.

Jedenfalls hatte sie den Großteil ihrer sexuell aktiven Zeit ohne vaginalen Orgasmus verbracht. Sie hatte sich öfter gefragt, wie sie dieses Wunder bewerkstelligen sollte, aber nie die Gelegenheit oder den richtigen Partner oder die richtige Position gefunden. Als junge Frau war sie damit beschäftigt gewesen, alles richtigzumachen und im Wirrwarr der Gefühle und Gebote einen klaren Kopf zu behalten, und später war sie an Männer geraten, die so ausgeprägte eigene Vorlieben hatten, dass es anstrengend genug gewesen war, sich jedes Mal neu darauf einzustellen. T schien über die Abstufungen im erotischen Empfinden einer Frau ebenfalls nicht unterrichtet zu sein; er gab sich von Anfang an damit zufrieden, dass sie kam. Dass sich das eine Kommen wesentlich vom anderen unterschied, hatte Hella aus einer Zeitschrift beim Friseur erfahren.

Das hatte ihre Neugier angestachelt. Sie hatte sich ein bisschen umgehört. Sie hatte recherchiert und nachgehakt, denn sie war nicht der Typ, sich etwas vorzuenthalten. Schließlich hatte sie bei einer Dildomanufaktur telefonisch unter falschem Namen ihre Wünsche durchgegeben. Dildomanufaktur hatte harmlos geklungen, wie Eismanufaktur, wie Möbelmanufaktur. Beim Abholen ihres Möbelstücks war Hella überrascht gewesen. Der Laden sah tatsächlich wie ein Handwerksbetrieb aus. Hätten nicht bunte Dildos in den Schaukästen gelegen, Delphine, pinke oder grüne Gurken, Madonnafiguren, wäre er von einer Tischlerei oder Töpferei kaum zu unterscheiden gewesen. Ihr Dildo war schwarz, eine wirklichkeitsgetreue Nachbildung mit feinen Adern am Schaft.

Hella goss heißes Wasser auf die frischen Minzeblätter und stellte die Eieruhr auf zehn Minuten. Zehn Minuten genügten, um sich eine kleine Phantasie zu gönnen. Bei diesem grauen Wetter. Mit T in seiner grauen Laune.

Es war mitten am Tag, als sie den Dildo ausprobierte. T war beruflich unterwegs. Sie legte sich ins Bett, ohne die Vorhänge im Schlafzimmer zuzuziehen. Sie wollte alles bei Licht besehen. Das, fand Hella Karl, war jenseits der vierzig geboten.

Vorsichtig führte sie den etwas kühlen Silikonschwanz ein.

Im Bewusstsein, sich jederzeit von außen betrachten zu können, aus der Vogelperspektive, verfolgte sie, bevor sie kam, das Geschehen wie von fern. Sie presste die Knie fester ins Laken.

Als sie sich wiedergefunden hatte, blieb sie eine Weile still. Das Doppelbett war frisch bezogen. Vor dem Fenster lag nicht weit entfernt der See. Weil das Fenster gekippt war, konnte sie Geräusche aus der Ferne hören. Vogelzwitschern. Einen Ausflugsdampfer auf der Havel, Gustav, das erkannte sie am Tuten. Vom Wasser kam ein kühler Wind. Dann war ihr Kissen nass von Tränen. Sie bewegte leicht den Kopf. Der hohe Himmel. Der Orgasmus. Die Erschöpfung. Es war schön. Es war ganz und gar verboten, um diese Zeit im Bett zu sein.

Schwer und groß lag der Dildo unter ihrem Bauch. Nichts, wofür sie sich schämen musste. Sie sank mit dem Kopf zurück aufs Kissen und ging die Sache praktisch an.

Der Dildo war ihrer. Sie war es, die mit ihm eindrang, und sie war es, die ihn entgegennahm. Sie hatte die Kraft und die Kontrolle über den Genuss. Das Blut, das in die Schwellkörper schoss, kam aus ihren Adern. Ein Männerpo hatte sich ihr angeboten. Ts Po war es nicht, trotz der straffen Backen, die sie mit beiden Händen packte und auf sich zog, im Ohr den Laut, der gleich aus seiner Kehle dringen würde, ein kleiner Schrei, ein Seufzen, das sich als Seufzen einer Frau erwies. Die Frau lag unter ihr. Das war sie selbst und doch auch nicht. Und als beide Bewegungen, das Stoßen und das Nachgeben, zu einer einzigen Empfindung wurden, war sie gekommen, was sie ganz und gar euphorisch stimmte.

Hinter diese Euphorie wollte sie nicht mehr zurück. Das Problem war nur: Sie musste ihre Erfahrung in den Sex mit T übersetzen.

Die Eieruhr rasselte, und das Geräusch riss Hella in die Gegenwart zurück. Der Tee war fertig. Sie hob die Blätter aus dem Wasser und trug die Tasse ins Wohnzimmer, wo ihr Mann unverändert auf dem Sessel saß.

Er schien sich nicht bewegt zu haben. Nur die Brille hing nicht mehr auf dem Oberschenkel. Er hatte sie zum Lesen aufgesetzt. Der Schein der Leselampe fiel auf ihn, und erst jetzt bemerkte Hella, dass er keine Socken trug. Seine Füße schauten blank unter den Jeans hervor. Barfüßig hatte sie ihren Mann schon lange nicht mehr die Zeitung lesen sehen. Der Anblick seiner schlanken Zehen, nackt vor ihr auf dem Dielenboden, stimmte sie zuversichtlich.

Barfüßig hatten sie sich kennengelernt.

Damals wohnte Hella noch in Schöneberg. Sechs Jahre war das her. Fünf Jahre, zehn Monate und drei Tage, um genau zu sein. Auf eine Uhrzeit wollte Hella sich nicht festlegen. Irgendwann nachmittags war sie zu ihm gefahren. Die Fahrt war ein kleiner Ausflug gewesen, raus aus der Großstadt, ein Trip ins Grüne mitten im heißen Juli. Er war jung und ganz am Anfang seiner Karriere als Architekt. Sein erster wichtiger Auftrag sollte die Beteiligung am Wiederaufbau einer umstrittenen Potsdamer Kirche sein. Hella wollte ein großes Porträt über ihn bringen, einen Dreispalter mit Foto im Hochformat. Ihr Artikel würde ihn schlagartig in der gesamten Berliner Medienrepublik bekannt machen. Die Kirche, die er wiederaufbauen half, war 1945 bei einem Bombenangriff ausgebrannt. Wenig später hatten die Kommunisten die Ruinen weggesprengt. Um den Wiederaufbau tobte Streit. Hitler hatte dort einst die Macht symbolisch aus Hindenburgs Händen erhalten, bei einem Staatsakt, zu dem, wie es hieß, sogar zwei Hohenzollernprinzen in Uniform erschienen waren. T hielt sich aus dem Streit heraus. Er war einer der wenigen, die das nüchtern sahen, pragmatisch, aus der Perspektive eines Bauherrn. Seine Leidenschaft für alte Steine hatte er erst in jüngster Zeit für sich entdeckt.

Lange hatte Hella an jenem Nachmittag vor dem Kleiderschrank gestanden. Sie wollte schlicht und elegant gekleidet sein, doch wenn es darauf ankam, ließ ihr Urteilsvermögen sie im Stich. Sie hatte keinen Blick mehr für Aussehen und Wirkung eines Kleidungsstücks. Es verlor jegliche Bedeutung. Nachdem sie zwei Jacketts und einen Hosenanzug verworfen hatte, entschied sie sich schließlich für ein in ihren Augen intellektuelles Kleid.

T trug Shorts und in den Sneakers Knöchelsocken. Entspannt und selbstgewiss hatte er seine Entwürfe auf einem großen Tapeziertisch ausgerollt. Er hatte ihr die Konstruktion des Kirchturms erklärt, norddeutsches Barock, seine Stimme klang weich und tief. Er hatte ihr sofort gefallen.

Die Einladung zum Essen lehnte sie ab. Es war den ganzen Tag heiß gewesen. Auch auf dem Land klebte die Luft. Nichts regte sich, kein Lüftchen ging. Die Havel roch nach Schlamm. T schlug vor, beim Italiener in der

Nähe etwas abzuholen. Es würde nicht lange dauern. Sie könne, um sich frisch zu machen, gern das Gästebad benutzen.

Als er zurückkam, hatte sie noch keine Zeit gehabt, die Füßlinge aus schwarzer Spitze und die Loafers wieder anzuziehen. Er stand in der Tür. Sie sah ihn als Spiegelung im Fensterglas, vor dem Grün des Gartens draußen. Seine Augen, seinen schweigenden Blick, die ernste, schon damals kritische Miene. Kopfarbeiter, hatte sie gedacht. Er hatte sie von oben bis unten gemustert. Dann war der Blick an ihren entblößten Fesseln hängen geblieben. Kühl spürte sie die Dielen unter ihren Zehen. Das intellektuelle Kleid kam ihr auf einmal gewagt vor. T hatte nichts gesagt, kein Wort. Den ganzen Abend war ihm keine Floskel der Verführung über die Lippen gekommen, kein Kompliment, kein Flirt, keine platte Anmache, nichts. Auch damals, dachte Hella, hatte er keinerlei Anstalten gemacht. Er hatte sich nur dort an der Türschwelle wortlos die Sneakers ausgezogen und die Socken von den Knöcheln gestreift.

Das war T. Intuitiv, einfallsreich, sensibel. Solange ihm nichts in die Quere kam. Engstirnigkeit etwa. Klugscheißerei. Oder der Karrieresinn einer Frau. Hella besann sich. Sie liebte ihn nicht weniger als am ersten Tag.

Draußen rüttelte der Sturm an den Bäumen. Große Tropfen schlugen gegen die Scheiben des Panoramafensters, in der Dachrinne toste das Wasser. Ihr Mann schien sich für die Ewigkeit in seiner Zeitschrift zu verwurzeln. Hella fischte ein Minzeblatt vom Tassenrand. Dann stand sie auf, und weil sie sich fürchtete, in ihr Arbeitszimmer hochzugehen, wo der Laptop stand, setzte sie sich, mit dem Willen, ein Gespräch in Gang zu bringen, wieder hin.

»Hast du was von Sowieso gehört?«

Er schüttelte den Kopf.

»Weißt du, welcher Sowieso?«

Sein Gesichtsausdruck zeigte nicht die Spur von Interesse.

»Gut«, sagte Hella. »Ich würde es auch lieber nicht wissen wollen.«

»Was hast du gesagt?«

»Nichts. Aber ich werde Wie-hieß-er-noch wohl niemals vergessen.«

Mehrere Minuten schienen zu vergehen, ehe T sagte: »Wen meintest du?«

»Das spielt keine Rolle«, sagte Hella großzügig und leckte das Minzeblatt vom Zeigefinger. »Der Mann ist tot.«

»Wie sollte ich dann von ihm gehört haben?«

»Es ist im Augenblick schwierig, irgendetwas anderes zu hören. Er steht in allen Zeitungen, er ist überall im Netz. Wie ein Held wird er gefeiert. Schlimmer als zu Lebzeiten.«

»Aha.«

»Das ist alles, was du dazu sagst?«

»Du konntest es noch nie leiden, wenn ich mich einmische, Hella.« Sein kurz aufgeflammtes Interesse schien wieder zu verlöschen. »Deine Arbeit, deine Zeitung, das ist deine Sache. Ich soll dir da nicht reinreden. So hast du es am Anfang unserer Beziehung vorgegeben. Das habe ich akzeptiert. Und daran halte ich mich bis heute.«

»Kai Hochwerth«, sagte sie schnell. »Habe ich mal erwähnt, dass ich ihm den Tod an den Hals gewünscht habe?«

»Du hast genug Erfahrung. Du wirst wissen, was du tust.«

»Ja. Und jetzt hat er sich umgebracht.«

»Das ist ja idiotisch«, sagte T und setzte seine Brille ab.

»Ja.«

»Was ist passiert?«

»Er wollte eine Schauspielerin zur Abtreibung zwingen. Sie sollte die Rolle nur bekommen, wenn sie das Kind wegmachen lässt. Das habe ich öffentlich gemacht.«

»Und daraufhin hat sich dieser Typ, wie heißt er noch, umgebracht?«

»Ja.«

»Was für ein Loser.«

Ts schlechte Laune, sein unergründlicher Ärger schienen mit einem Schlag verflogen. Hella nahm einen Schluck Tee.

»Und warum ist das so ein Riesending?«

»Das ist ein Riesending, weil Hochwerth ein bedeutender Theatermann war«, sagte sie.

»Dann nimm an, er wäre ein unbedeutender Müllmann gewesen.«

Hella unterdrückte ein Lächeln.

»Hochwerth?«, fragte T. »Habe ich den mal kennengelernt?«

Sie hätte ihrem Mann gern die Arme um den Hals geschlungen, eine Geste, die ihr fremd war. Doch die letzten Tage, die Demütigungen, der Krieg, der außerhalb der schützenden vier Wände gegen sie tobte, weichten die alten Gepflogenheiten auf.

»Er wäre noch am Leben, wenn ich ihn nicht in den Tod geschrieben hätte«, sagte sie stattdessen.

»Unsinn, Hella. Du überschätzt dich.«

»Das sage ich mir auch.«

»Du kannst nie wissen, was in den Leuten vorgeht.«

»Andere sind da leider anderer Meinung.«

»Das hat dich noch nie gestört.«

»Seit ich auf dem Scheiterhaufen brennen soll, stört es mich.«

»Du solltest dich mal hören«, sagte er.

»Wieso?«

»Man könnte meinen, du wärst Komparsin in einem mittelalterlichen Schauerstück.«

»Das ist ein mittelalterliches Schauerstück. Und ich warte sehnsüchtig darauf, dass mein junger Ritter mich aufs Pferd wirft und rettet«, sagte sie. »Barfuß.«

Er lächelte. In seinen Augen war ein erstes Funkeln des charakteristischen Hungers. »Also gut«, sagte er dann. »Stell dir vor, bei einem Haus, das wir sanieren, merke ich, dass ein wichtiger Balken morsch ist. Würde ich das verschweigen? Nein. Natürlich würde ich die anderen darauf aufmerksam machen. Denn dann muss der Balken natürlich raus. Wegen eines einzelnen Balkens reißt du ja nicht gleich das ganze Haus ab. Nichts anderes hast du in eurem Fall gemacht. Du hast gesagt, da gibt es einen morschen Balken.«

»Das hab ich.«

»Na also.«

»Die Sache hat nur einen Haken«, sagte sie.

Irritiert schaute er sie an.

»Bei einem morschen Balken besteht nicht die Gefahr der Täuschung. Irrtum ausgeschlossen.«

»Dass du immer streiten musst«, sagte er. »Ich versuche, dir zu helfen. Und du musst streiten.«

Gekränkt zog er sich in seine Zeitschrift zurück.

Draußen riss der Wind ein paar Weinranken ab. Die Baumwipfel bogen sich im Sturm. Bald würde der Holzstab nachgeben, der das Sonnensegel über der Terrasse hielt. Es wurde immer dunkler.

Hella ersehnte den Impuls, nach oben zu gehen und sich in die Arbeit zu stürzen. Aber so viel Mumm brachte sie nicht auf. Auch hatte sie keine Arbeit. Sie hatte nichts zu tun. Das fiel ihr in diesem Moment wieder ein. Nicht freiwillig hatte sie freigenommen, sie war suspendiert. Sie hatte nur den Laptop vorhin sinnlos aufgeklappt. So stand er noch da, auf ihrem Arbeitstisch am Fenster. Der Deckel war geöffnet, auf dem Bildschirm war die Seite, die sie zuletzt aufgerufen hatte, eine Schmähung aus dem *Sonntagsblatt*. Der Chefredakteur persönlich hatte sie verfasst. In der Printausgabe würde sie erst morgen sein, aber es stand zu befürchten, dass sie bereits viral gegangen war. Statt sie wegzuklicken, hatte Hella in einer Mischung aus Eitelkeit und Angst zu lesen begonnen. Der Polemik fehlte jede Verhältnismäßigkeit. Der Redakteur warf ihr stalinistische Methoden vor. Ausgerechnet ihr. Das, dachte Hella, ging über das bisherige Ausmaß der Anfeindungen hinaus. Soziale Netzwerke waren eine Sache; ein prominent platzierter Artikel in einer der großen Zeitungen war etwas anderes. Das war auf gut Deutsch eine Sauerei. Ekelhaft und niederträchtig. Man musste schon sehr übermütig sein, um eine quellengestützte Berichterstattung über Machtmissbrauch mit der Verschleppung, Folter und wahllosen Ermordung Abertausender Menschen zu vergleichen. Überkandidelt war das bessere Wort. Übergeschnappt. Hella, die Lektüre von Solschenizyns *Archipel Gulag* noch lebendig im Gedächtnis, nahm sich vor, mit einer Glosse darauf zu reagieren. Morgen. Wenn das Wetter besser war.

Noch etwas focht sie an. Die Männer betreffend war

sie ganz einer Meinung mit diesem Redakteur. Seit der Aufschrei der Frauen zuerst in der amerikanischen Filmbranche und dann in den skandinavischen Ländern losgebrochen war, hatte Hella auf vielen Podien gesessen, in Talkshows und Radiosendungen, um die Männer zu verteidigen. Sie war gegen die Anschwärzerei, da hatte Sunder recht. Sie war eine der wenigen, die sich dem Trend des Verurteilens und Cancelns entgegenstellten. Sogar nach Schweden hatte man sie eingeladen, wo der Enthüllungsfuror der Medien viel gnadenloser tobte. Als kritische Stimme widerstand sie dem Zeitgeist.

Hella schaute auf ihren Mann. T las, die Beine übereinandergeschlagen, in seiner Zeitung, die nackten Zehen wippten.

Den deutschen Frauen war kürzlich ein berühmter Sänger beigesprungen. Im Interview hatte er verlangt, ihnen endlich zuzuhören. Die Männer, seit Jahrhunderten am Reden, sollten endlich mal die Klappe halten. Da hatte sie ihm beigepflichtet. Das war nur gerecht. *Alle Ohren den Frauen*, hatte sie getitelt. Wozu sie, Hella Karl, sich allerdings nicht zählte. Ein Gedanke, der ihr flüchtig in den Sinn gekommen war, den sie aber nicht weiterverfolgt hatte, weil er sofort von einem anderen verdrängt wurde: Man durfte den Männern keine Angst einjagen. Wenn man sie alle zu Gewalttätern machte, war es kein Wunder, wenn sie am Ende gewalttätig wurden. Das war eine simple Überlegung, beschrieb aber ziemlich genau den gegenwärtigen Modus der männlichen Psyche. Und Hella hielt sich einiges darauf zugute, sich damit auszukennen. Etwas kam noch hinzu: Einen Mann, der sich fürchtete, wollte sie nicht im Bett. Sie hatte, fand Hella, ebenfalls ein Recht darauf, gelegentlich Angst zu haben.

Jetzt, im Sessel, T gegenüber, wünschte sie sich ein bisschen Sympathie. Ein kleines Verständnis. Sie versuchte es mit einer Geste der Zärtlichkeit.

»Neulich abends, im Bett«, sagte sie sanft. »Das können wir öfter machen. Das könnten wir unser ganzes Leben lang machen.«

Der Regen prasselte ans Fensterglas.

»Das sollten wir unser ganzes Leben lang machen. Im Sommer könnten wir das auch mal im Garten machen.«

»Ich würde gern diesen Artikel zu Ende lesen, Hella«, sagte er.

Die Welt ist nicht gut zu denen, die lieben.

Sie stellte die Tasse zurück auf den Tisch.

Die Welt ist nicht gut zu denen, die lieben. Und ins Dunkel führt der Weg allemal, für sie und für uns alle, schoss Hella durch den Kopf.

Sie war in keiner guten Verfassung. Sie war nicht gewappnet für das, was da auf sie zukam. Und vielleicht, auf diesen erschreckenden Gedanken kam Hella ausgerechnet jetzt, betraf die schlechte Verfassung nicht nur ihr inneres Erleben. Das betraf auch ihr Äußeres. Ihr Äußeres hatte sich bereits verändert. Sie musste, darauf war Ts üble Laune zurückzuführen, genauso hässlich geworden sein, wie das, was die Welt seit dieser Woche in ihr sah. Ein Scheusal. Innerlich und äußerlich entstellt. Eine Kreatur, die vom Erdboden getilgt, aus der Gesellschaft ausgestoßen, mit Haut und Haaren ausgemerzt, ausgerottet, abgemurkst gehörte, jedenfalls, wenn man den Drohungen im Netz Glauben schenken wollte. Doch die Welt, fand Hella Karl, würde sie nicht dazu bewegen, das, was sie getan hatte, selbst mit solchen Augen zu sehen. Niemals. Diese Welt, dachte sie und begehrte auf, konnte sie mal am Arsch lecken, ihr den Buckel runterrutschen. Das hätte sie fast laut gesagt, auch wenn sie sich im Klaren darüber war, altmodische, völlig unzeitgemäße Formulierungen zu benutzen, Formulierungen, die mehr über ihre Herkunft, ihr Alter und ihren sozialen Stand verrieten, als ihr lieb sein konnte. Hochwerth mit seinem feinen Gespür hätte das in diesen Redewendungen jedenfalls sofort gewittert.

Sein Gesicht kam ihr erneut vor Augen. Es hatte einen ganz bestimmten Ausdruck, und sie fragte sich, ob Hochwerth jemals so ausgesehen hatte. Es war der Ausdruck von jemandem, der entdeckt, dass man ihm die Hosen runtergezogen hat, und insgeheim nach dieser Entblößung giert.

Hella zwang sich zur Beherrschung.

»Komm her«, sagte da ihr Mann.

Er nahm sie von hinten. Auf allen vieren vor ihm auf der Couch hatte sie lange keinen Orgasmus gehabt, und sie machte einen Buckel, um ihn zu dirigieren. *T in Liebeslaune, fast zärtlich drang er in mich ein, der ganze Rest des freien Tages verging in liebestoller Leidenschaft, auch abends blieben wir ineinander versunken.*

»Halt still«, sagte er. »Wenn ich dich ficke.«

Es wurde ein halbherziger Akt. Ein kleines Gerammel, das nicht lange dauerte, fünfzehn, höchstens zwanzig Minuten, schätzte Hella, ohne auf die Uhr zu sehen. Verschwitzt fiel sie im Anschluss in einen unruhigen Schlaf. T lag halb auf ihr. Die Brille war zu Boden gerutscht. Sein Gesicht blieb in ihren Hals vergraben, nachdem er mit heftigen Stößen gekommen war. Sie hörte den Wind in der Dachrinne pfeifen und seinen schweren Atem am Ohr, und wenig später war er aufgestanden. Das bemerkte Hella erst, als er schon an der Tür war, wo er wie ein Schatten in den Flur hinein verschwand. Noch halb in einen flüchtigen Traum verstrickt, hörte sie ihn etwas von einem Telefonanruf sagen, der dringend zu erledigen war.

Ihr blieb nichts anderes übrig, als aufzustehen und sich in irgendeine Arbeit zu stürzen. Beim Hinaufgehen spürte sie, wie ihre Möse brannte.

Später ließ der Regen nach. Auf der Havelchaussee lagen Zweige rechts und links der Fahrbahn, die der Sturm von den Bäumen gebrochen hatte. Noch hatte niemand die Straße geräumt. Sie war mit ihrem Fiat in Richtung Spandau unterwegs. Im Unterholz schimmerte die Havel. Ein Dunstschleier hing über dem noch aufgewühlten Wasser, was schön und melancholisch war und gut zu ihrer Laune passte. Der Dunstschleier würde bald reißen und einer klaren, frischen Luft Platz machen. Schon jetzt kam ein würziger Duft durch das halboffene Fenster. Hella atmete tief ein.

Einer plötzlichen Eingebung folgend, hatte sie das Haus verlassen und war losgefahren, ohne T, ohne Laptop, ohne Handy. Ihr Handy hatte sie noch nie zurückgelassen. T würde überrascht sein, es neben seinem eigenen im Flur zu finden, in der Schale, die, wie er glaubte, die schädliche Strahlung neutralisierte. Solchen Blödsinn glaubte er seit kurzem, was ihr an ihm ganz fremd vorkam.

Das Ladekabel störte sie beim Schalten, und sie stöpselte es aus. Fast machte sie das traurig. Abschiedsschwer. Abgekabelt von der Welt ergab sich eine Leere wie bei einem Trennungsschmerz. Hella nahm sich vor, daraus einen Scherz zu machen, später, für T, während sie mit den vorschriftsmäßigen dreißig Stundenkilometern der gewundenen Straße folgte.

Auf dem Restaurantschiff Alte Liebe herrschte Betrieb. Trotz des Wetters leuchteten die bunten Lichterketten. Sie fuhr daran vorbei. Ihr Ziel war die Boulderhalle etwas weiter nördlich. An einem Samstag und bei solchem Wetter würde sie voll sein. Vor jeder Route würde eine Schlange stehen. Aber allein in ihrem Arbeitszimmer hatte Hella es nicht ausgehalten. Sie hatte das Bedürfnis überkommen, sich zu bewegen. Sie musste raus, raus aus dem Zimmer, weg von der grauen lastenden Laune. Sie wollte ihre Muskeln spüren, sie wieder einmal spielen lassen. Der Übermut in dieser Formulierung war, wie sie einsah, noch etwas angestrengt. Doch langsam gewann der Tag an Kontur.

Das Laub an den Bäumen glitzerte tropfnass, als sie auf den Parkplatz der Boulderhalle einbog. Seit einer Ewigkeit war sie nicht geklettert. Die Schuhe hatten zum Glück noch im Keller gelegen. Die Schuhe waren einmal der Grund gewesen, diesen Sport ausführlicher zu betreiben, Schuhe, die sich der Haut wie eine zweite Haut anschmiegten, leicht und geschmeidig.

Beim Betreten der Halle schlug ihr ein vertrauter Geruch entgegen. Es roch nach Chalk, Körper und Bodenmatten. An den Kletterwänden gab es freie Routen, und sie fand schnell ihren Rhythmus. Das Mantlen, das ihr besonders lag, beherrschte sie wie früher, die schöne Erschöpfung, nachdem sie sich mit aufgestützten Unterarmen auf einen Ausstieg hochgezogen hatte, wie in der Schwimmhalle beim Hinausklettern am Beckenrand. Einmal war sie nach mehreren Durchstiegsversuchen bei einem besonders schwungvollen Dyno platt auf dem Rücken gelandet. Die tagelangen Nackenschmerzen hatten sie zwar nicht direkt aufgeben lassen, aber ihre Leidenschaft war nach und nach versiegt. Jetzt war sie frisch entflammt zurück. Geschmeidig hangelte sie sich von einem Tritt zum nächsten, die Zehen gespannt, die Hände weiß vom Chalken. Später würde die Haut ihrer Hände trocken sein und wie ein Schwamm die Creme aufsaugen.

Es war gut, dachte Hella, sich wieder ganz im Griff zu haben.

Als sie verschwitzt und glücklich in die Umkleide kam und neben ausschließlich jüngeren Frauen aus ihren Sportklamotten stieg, fiel ihr ein kleines Mädchen auf, das traumversunken eine Stelle seines Körpers betrachtete. Splitternackt stand es vor dem Spiegel. Das Mädchen schaute seinen Bauchnabel an. Die Handflächen rechts und links flach auf dem Unterleib, schob es den Nabel zu einem Strich zusammen. Dann zog es die Haut um den Nabel auseinander, tauchte einen Zeigefinger hinein, als wolle es ins eigene Innere vorstoßen, und ließ die Fingerkuppe zärtlich um den Rand kreisen. Alle Zeit der Welt lag in diesem Kreisen.

Sie würde mehr Geduld aufbringen müssen, dachte Hella, gebannt von der Bewegung. Geduld mit T und mit den Leuten, die ihr übel gesonnen waren, aber vor allem Geduld mit sich selbst. So schnell würde diese dunkle Wolke nicht vorüberziehen. Die Stärke einer Handlung maß sich sichtlich an der Stärke des Gegenwinds, der sie empfing. Nur fehlte ihr die weibliche Veranlagung zur Langmut, zur Güte, zu Milde und Nachgiebigkeit. An Geduld hatte es ihr schon immer gemangelt. Da war sie zu sehr Zögling ihres Großvaters gewesen.

Das Mädchen pulte in einer Falte seines Nabels. Es kratzte darin herum, als hätte es dort Schmutz gefunden, Reste von Dreck, die dringend beseitigt werden mussten. Hella, mit einem Bein schon aus der Kletterhose, ermahnte sich. Das war ihre eigene Assoziation. Sie war es, die an den Dreck denken musste, den der Gewebeschlauch nach dem blutigen Gebärvorgang in den Falten zurückließ. Sie sah in der mütterlichen Nährstoffpipeline zugleich den Abfluss. Die Vorstellung, dass diese Phantomschnur einen lebenslang an ein anderes Wesen kettete, ob man wollte oder nicht, war ihre. Was das Mädchen an seinem Nabel interessierte, ließ sich nicht beurteilen. Leicht vorgebeugt, stand es hochkonzentriert vor dem Spiegel.

»Da ist eine Schnecke drin«, hörte Hella das Mädchen sagen, zu einer Frau, die mit dem Handtuch über den Schultern in diesem Moment aus der Dusche kam.

»Du bist ja immer noch nicht angezogen«, sagte die. »Jetzt aber dalli, dalli.«

Hella schaute sich die Frau genauer an. Sie war um einiges älter als die anderen Frauen in der Umkleide, vielleicht sogar in ihrem Alter, dachte Hella. Ihre Oberarme waren etwas schlaff, die Haut der Handrücken wie ausgebrannt, was von einer Pigmentschwäche zu kommen schien. Weiße Flecken fraßen sich in die gebräunten Stellen. Die Großmutter des Mädchens konnte sie nicht sein, dafür wirkte sie nicht alt genug. Es schien sich eher um Adoption zu handeln oder um eine späte Geburt. Vielleicht hatte diese Frau eine Risikoschwangerschaft hinter sich, hatte ihr Leben riskiert, um dieses Kind zu bekommen.

»Der Papi wartet nicht so gern, das weißt du doch.«

Eilig streifte sich die Frau ein Kleid über den Kopf, ehe sie anfing, das Mädchen anzuziehen, das immer noch mit seinem Bauch beschäftigt war und sich überhaupt nicht anziehen lassen wollte. Es fuchtelte mit den Armen, um den Ärmeln des T-Shirts zu entgehen. Da ging die Frau in die Hocke und sagte: »Na, dann zeig mal her.« Gemeinsam untersuchten sie die Beschaffenheit des Nabels. Schließlich nahm die Mutter das Mädchen impulsiv in den Arm.

Ihr Blick fiel auf Hella. Und Hella war nicht schnell genug. Die blauen Augen trafen sie, eine sanfte, zärtliche Berührung. Ehe Hella sich ihrem Büstenhalter widmen konnte, gaben ihre Knie nach. Sie musste sich setzen. Fahrig fummelte sie an den Verschlüssen in ihrem Rücken herum. Augenblicklich war sie schweißgebadet.

So viel Körperhitze war Hella nicht gewohnt. Fieberhaft versuchte sie, sich runterzukühlen, das Problem zu lokalisieren. Es war ein falscher Reflex gewesen. Ein Fehlimpuls hatte ihr den Schweiß aus den Poren getrieben. Das Gefühl, ertappt zu werden, beobachtet beim Beobachten einer Szene, in der sie sich selber sah, sich selbst als Kind. Das Kind war sie. Ein Wunschbild ihrer selbst. Auf Wunschbildern hatte die Wirklichkeit umgekehrte Vorzeichen.

In der Wirklichkeit hatte es ihr nie sonderlich gefallen. Zu Hause in der dunklen Neubauwohnung war sie zu einem Schatten herangewachsen. Ein Schatten, der über die Wände strich, flüchtig in den Flur oder ins Wohnzimmer fiel und weggewischt wurde, sobald er sich auf ein Gesicht oder ein Gespräch legte. Sie schien ein nerviges Kind gewesen zu sein, immer im Weg, immer zu viel. Am glücklichsten war sie draußen auf den

Klettergerüsten, auf der Straße vorm Haus oder unter einem der Erdgeschossbalkone, einer Art Betonbunker, dessen offene Seite von Büschen zugewachsen war und den sie vom Müll befreit hatte, um sich mit einer alten Decke darin eine Bude zu bauen. »Dalli, dalli, mein Fräulein, ab ins Bett.« So hatte ihre Mutter das gesagt, abends nach dem Essen, oft auch ohne Essen, und sie weggeschoben, weggeräumt wie einen Gegenstand, dieses Kind, das sich gegen ihren Willen im Unterleib mit ihr verkabelt hatte.

Schlimmer war nur die körperliche Abneigung gewesen. Sich ihrer Mutter zu nähern, hatte Hella nie über sich gebracht. Ihre Wärme, ihre Arme, ihren Schoß hatte sie ersehnt. Aber jedes Mal, wenn die Mutter sie mit harten Händen anzog, ihr den Pullover über den Kopf stülpte, dass die Ohren brannten, hatte die Berührung ihrer Finger Ekel ausgelöst. Hella hatte früh gelernt, sich allein anzuziehen. Im selben Zimmer mit der Mutter konnte sie nicht lange sein. Der mütterliche Leib neben sich auf einem Stuhl oder auf der Couch war unerträglich. Der Körperdunst mit seinem Geruch nach Seife, Schimmel und Salz. Die Strickjacke, die fusselte. Die Fussel waren überall, wie Schuppen der mütterlichen Haut. Manchmal träumte Hella, darin zu ersticken.

Nicht, dass ihre Mutter sie nicht auch gerngehabt hätte. Wenn der Großvater von den Fortschritten im Multiplizieren oder Lesen erzählte, spürte Hella den mütterlichen Stolz. Dann wurde Hella zum Ausweg aus der Misere, zum Anlass der Mühe, die sich ihre Mutter mit ihrem eigenen Äußeren gab, bevor sie auf irgendein Amt ging, von wo sie oft resigniert oder enttäuscht zurückkehrte. Immerhin hatte sie die Anstrengung unternommen, dachte Hella, jedes Mal. Und das Kindergeld hatte sie in Hellas Kleidung investiert. Allein das war ihr hoch anzurechnen.

Das Mädchen war jetzt angezogen. Es griff nach der Hand der Mutter, als gehörte diese Hand ganz selbstverständlich ihm. Hella beeilte sich, unter die Dusche zu kommen. Sie verbat sich weitere Schnappschüsse aus der biographischen Rumpelkammer, vergilbt, verstaubt, verklebt von alten Kaffeeflecken. Ein Berg traurigen Papiers.

Jetzt war nicht der Augenblick, sich mit derlei Erinnerungen zu belasten.

Auf der Rückfahrt bog sie von der Königstraße in die kleine Nebenstraße ein, an deren Ende sich, wie Hella wusste, die Villa der Mantaus befand. Adeltrud Mantau hatte der Regen offenbar nichts ausgemacht. Sie hatte sich in den kleinen Pavillon am Wasser zurückgezogen. Jedenfalls sagte das die Haushälterin, die an ihrer Stelle die Tür öffnete. Sie ging in eine geräumige Empfangshalle voran, in die ein kleiner, mit Ölgemälden behängter Flur führte. In der Halle standen Möbel des Art déco. Das erkannte Hella auf den ersten Blick. T hatte ihr das beigebracht, er hatte sie gelehrt, Art déco von Art nouveau zu unterscheiden, spitze Winkel und symmetrische Muster von der tänzerischen Eleganz und den anmutigen Linien des Jugendstils, und diese Möbel hier sahen so aus, als wären sie echt.

»Bitte hier entlang«, sagte die Haushälterin und führte Hella in einen Salon am Ende der Halle, in dem ein Rauchglastisch stand und an der Wand kleine Schränkchen auf kantigen Füßen. Auch der Salon war groß, strahlte aber eine persönlichere Atmosphäre aus. Man hatte hier nicht das Gefühl, in einem öffentlichen Gebäude zu sein.

»Mein Mann ist bei den Pferden«, sagte Adeltrud Mantau, als sie vom Garten hereingekommen war und ihr Haar sortierte, das sie für den Gang nach draußen unter einem Regenhut hochgebunden hatte. »Er hat die Pferde auf einem Gut in der Nähe von Osnabrück stehen. Zwei Araberhengste, drei Stuten, alles wunderschöne Schimmel. Er wird erst morgen zurück sein. Aber das macht ja nichts. Ich hatte so gehofft, dass Sie vorbeikommen würden. Mögen Sie Sherry?«

Hella mochte keinen Sherry, und sie tranken ein Glas reines, klares Wasser. Es kam in einem Soda Siphon, den die Haushälterin zusammen mit den Gläsern und einer aufgeschnittenen Zitrone auf einem Silbertablett brachte. Vor den hohen Bogenfenstern leuchteten die Blumen des Gartens, noch nass vom Regen. Es waren große Büsche, die sich für Hella wie Oleander ausnahmen. Aber vielleicht blühte Oleander um diese Jahreszeit noch nicht. Hinter den Büschen zeichnete sich die weiße Statue eines jungen Gottes ab.

»Apollon«, sagte Adeltrud Mantau, die ihren Blick bemerkte. »Mein Mann und ich fanden, dass er besonders gut zu uns passt. Wir haben uns in Delphi kennengelernt. Er war wegen eines Pferdes dort. Ich interessierte mich für die Tempel.«

Tempel, dachte Hella, das Wort kam in letzter Zeit öfter vor.

»Der Gott des Lichts, der sittlichen Reinheit und der Mäßigung. Aber auch der Gott der Künste und Orakel«, sagte Adeltrud Mantau, während sie sachte das Wasser eingoss. »Ein guter Begleiter. Mein Mann und ich erfreuen uns immer wieder an seinen schönen Proportionen. Ein Berliner Künstler hat die Statue entworfen.«

»Wie geht es Ihrem Mann?«, fragte Hella, die auf einmal nicht mehr wusste, weshalb sie hergekommen war. Reichtum machte sie nervös. Und das hier war Reichtum in einem Ausmaß, in dem sie ihm noch nie begegnet war. Dass man einst versucht hatte, ausgerechnet so einen Mann zu Fall zu bringen, kam ihr lächerlich vor.

»Mit der Gesundheit hapert es ein bisschen.« Adeltrud schaute noch immer hinaus zum Apollon. »Die Sache ist ihm damals sehr auf die Leber geschlagen. Einmal in der Woche mache ich ihm ein Gericht aus Artischocken. Wenn er da ist. Was leider nicht immer klappt.« Mit diesen Worten kehrte sie aus ihrer augenscheinlichen Versunkenheit in den Salon zurück. »Aber sagen Sie doch, was verschafft mir die Freude Ihres unerwarteten Besuchs?«

Diese Frau, dachte Hella und versuchte, sich auf dem unbequemen Möbelstück zurechtzurücken, klang wie ein historischer Roman. Und als sie sich umschaute, entdeckte sie tatsächlich ein Bücherregal an der Wand mit ledergebundenen dicken Buchrücken, deren Titel sie nicht entziffern konnte.

»Die sind aus der Familie meines Mannes«, sagte Adeltrud Mantau. »Wenn mein Mann nicht eines Tages mich beerbt, dann erbe ich seine Bücher. Denken Sie bloß nicht, dass wir die alle gelesen haben.« Sie lachte leicht und silbrig, ein Lachen, das wie der Siphon war und das Wasser aus dem Siphon, das allerdings etwas abgestanden schmeckte. »Der Große hat es mal versucht. Darin zu lesen, meine ich. Inzwischen interessiert ihn mehr die

Gegenwart. Er studiert an der Humboldt«, sagte sie stolz. »Er wird Mediziner, Hirnforscher wie sein Großvater.«

»Und Sie?«, wollte Hella wissen. »Wie haben Sie den Schrecken verkraftet?«

»Liebe Frau Karl.« Adeltrud Mantau sprenkelte etwas Zitrone in ihr Glas. »Jeder hat mal eine dunkle Stunde. Doch die Sonne scheint immer wieder. Sehen Sie, dort lugt sie schon aus einer Wolke hervor!«

Und tatsächlich stach in diesem Augenblick ein einzelner Sonnenstrahl durch die Wolkendecke und zog eine glitzernde Spur über das Wasser, das am Ende des Anwesens zu sehen war.

»Mein Mann und ich sind unzertrennlich«, ergänzte Adeltrud Mantau nach einer angemessenen Pause, in der sie, wie es schien, der Sonne huldigte. »Und wir sind uns beide einig, dass wir Sie gern unterstützen möchten. Jetzt, wo Sie, mit Verlaub gesagt, dumm in der Falle sitzen. Wir hegen jedenfalls in dieser Sache keinerlei Groll gegen Sie. Im Gegenteil.«

Als Hella nicht antwortete, lehnte sich Adeltrud Mantau leicht in ihrem Sessel vor. »Natürlich haben wir uns gefragt, was Sie dazu verleitet hat, auf einmal die Seiten zu wechseln«, sagte sie, eine Spur zu vertraulich. »Aber bei allem, was man so hört, muss er ein schlichtes Gemüt gewesen sein. Von einer gewissen, wie soll ich sagen, Vulgarität? Das kommt in den mittelbeminderten Schichten ja leider recht häufig vor. Zudem schien er von der geistigen Struktur her eher labil. Nehmen Sie sich nur ein Beispiel an meinem Mann. Wie er alles durchgestanden hat. Wie ein Löwe hat er gekämpft!«

»Haben Sie Ihrem Mann das damals eigentlich abgenommen?«, sagte Hella. Ein leiser Ärger machte sich bemerkbar, ein Ärger, den es später einzuordnen galt. Im Augenblick war sie tatsächlich sehr an der Beantwortung dieser Frage interessiert. »Ist es nicht schwierig, mit etwas zu leben, das man nie sicher wissen kann? Mit dieser Ungewissheit, Tag für Tag? Mit dieser Angst, dass sich eines Tages eine andere Wahrheit auftun könnte, als die, die man gern hätte? Ich meine, glauben Sie wirklich an seine Unschuld? Hieß es nicht, er habe eine der Frauen sogar mit Gewalt –«

Adeltrud Mantau schrie auf. Das kam unvermittelt. Sie hatte den Kopf in den Nacken geworfen, ihr Gesicht verzerrt zur Decke gerichtet, ihre Augen rollten nach hinten, als würde sich ihr Blick ins Innere des Schädels bohren. Die ganze zierliche Gestalt verwandelte sich in ein verkrampftes Bündel aus hervortretenden Sehnen und Adern, die sich wie Schlingpflanzen um den schlanken Stamm des Körpers wanden und ihn zu strangulieren drohten. Ihrem Mund entwich ein schriller Schrei, der die Haushälterin alarmierte, die die Tür öffnete und fragte, ob etwas gebraucht würde.

»Ich brauche hier ein bisschen Vernunft«, rief Adeltrud Mantau, die sich sofort wieder fasste und die Haushälterin unwirsch wegwedelte, so dass Hella der Verdacht kam, das Ganze könnte keine Entgleisung, sondern ein genau kalkulierter, theatralischer Einspieler gewesen sein, eine Art Wechsel der Tonspur. »Vernunft«, sagte Adeltrud Mantau ruhiger. »An Vernunft mangelt es dieser Welt. Aber ich bitte Sie. Lassen Sie uns nicht wild spekulieren. Das ist unser vollkommen unwürdig, liebe Frau Karl.« Sie schüttelte den Kopf. Dann fügte sie hinzu: »Diese profane Schreiberei. In diesen unteren Einflussbereichen. Wollen Sie das denn Ihr ganzes Leben lang machen? Eine fähige Person wie Sie? Lassen Sie sich nicht länger jagen. Ich sehe da ganz andere Möglichkeiten. Sie, liebe Frau Karl, wissen selbstverständlich, dass die Redeweisen des Alltags die Idee erkennen lassen, die Menschen sich von der Gesellschaft machen. Und im Augenblick verschiebt sich etwas. Mein Mann und ich sehen die Zeit für neue Akteure gekommen.«

Hinterher, zurück auf der Königstraße, hatte Hella den Eindruck, in eine Unterwelt geraten und ihr nur knapp entgangen zu sein. Aus dem edel ausgestatteten Verlies hatte sie nur mit großer Willensstärke wieder herausgefunden. Adeltrud Mantau hatte sich eine Samtschatulle bringen lassen und ihr eine kleine, glänzende Anstecknadel entnommen, ein Hufeisen aus blauem Glas. »Als Zeichen unserer Wertschätzung. Tragen Sie es nicht falsch herum, sonst fällt das Glück heraus.«

Mit dieser Anstecknadel würde sie, sollte sie es in Betracht ziehen, die Einladung anzunehmen, zum Kreis derjenigen gehören, die Adeltrud Mantau gemeinsam mit ihrem Mann zweimal jährlich zu einem Empfang in ihrer Villa luden. Es handelte sich um wichtige Menschen aus der Wirtschaft und der Finanzwelt, einige auch aus der Politik, »natürlich von uns genehmer Gesinnung«, wie Adeltrud Mantau sagte. Für diesen Anlass wurde ein großer, blumengeschmückter runder Tisch in die Eingangshalle gestellt, an dem alle Platz nahmen, um sich über die Weltlage auszutauschen, und, was weitaus wichtiger war, Möglichkeiten gesellschaftlicher Einflussnahme auszuloten. Sie sagte ausloten, als würde sie tatsächlich ein Lot zur Bemessung der Tiefe in einen dunklen Brunnen hinablassen, ein Brunnen, der die Gesellschaft symbolisierte. An der Brunnenwand wollte man keine Leiter und

Aufstiegshilfen haben, man wollte günstigstenfalls das Wasser in der Tiefe aufrühren, so dass genügend Schaum entstand, der die Aussicht zum Himmel oben verdeckte. Denn vor allem wollte man, dass das, was da unten im Dunkel war, im Dunkel blieb, während sie selbst, in Apollon-Nähe, über das Schicksal walteten. Die Formulierungen, die Adeltrud Mantau benutzt hatte, waren immer abenteuerlicher geworden. Und mit demselben träumerischen Ausdruck im Gesicht, mit dem sie zuvor in den Garten gesehen hatte, sagte sie: »Sittliche Reinheit, Mäßigung und Vernunft in der Gesellschaft zu erhalten, liegt uns allen am Herzen. Ihnen genauso wie mir, liebe Frau Karl. Die Fliehkräfte des Chaos bis zur Erschöpfung gegeneinander auszuspielen und dann den Alltagsverstand mit der richtigen Folklore zu besänftigen, sichert uns die wohlgestalte Ordnung. Man muss nur auf die Dosierung achten. Aber dafür haben wir kluge Köpfe in unseren Instituten und Thinktanks.« Und weiter sagte sie: »Mir persönlich sind diese Kulturkämpfe, wie sie die mittelbeminderten Schichten in ungezügelter Begeisterung bis aufs Zahnfleisch ausfechten, eher suspekt. Ich neige zur Haltung Friedrichs des Großen; jeder soll nach seiner Façon glücklich werden. Aber der Kulturkampf ist natürlich ein probates Mittel, das uns zur gegenwärtigen Zeit in den Schoß fällt wie der Apfel vom Baum. Oder, um es anders auszudrücken, liebe Frau Karl, für Sie als Kennerin der deutschen Sprache: Der Krieg um Körper und Kopftücher bindet alle anderen denkbaren Kräfte. Ich muss zugeben, dass mich das zuweilen amüsiert.«

Zurück im Auto, hatte Hella die Anstecknadel angestarrt, unschlüssig, was damit zu tun war. Sie hatte sie kurzerhand ins Handschuhfach verfrachtet, ganz ohne

Samt und Seide. Die blaue Nadel verlor sich zwischen alten Parktickets, einer Fusselrolle, zwei aussortierten CDs und gefalteten Lagen von Klopapier, womit sie, falls nötig, etwas abwischen konnte, den Rückspiegel, einen Schmutzfleck an der Windschutzscheibe, ihre Hände, wenn sie beim Fahren aß, und auf längeren Fahrten zur Not auch mal das, wofür es eigentlich gedacht war.

Hella hatte Gas gegeben, so dass der Kies der Einfahrt spritzte. Die Hutablage ihres kleinen Autos, die sie längst hatte reparieren wollen, klapperte wie immer. Die Straße unter den Rädern, die hier und da ein paar Schlaglöcher hatte, führte zurück in die Wirklichkeit. Auf der Königstraße musste sie kurz anhalten und aussteigen, den Asphalt unter den Füßen spüren, und in Ermangelung des Telefons, das sie sonst zur Hand genommen hätte, um die lange Liste der Insta-Nachrichten zu checken und die neuen Twitter-Feeds, aus dem Affekt abgefeuerte Geschosse, die meisten von tadelloser Boshaftigkeit, ging sie ziellos ein paar Schritte hin und her, ehe sie feststellte, dass sie in einer Haltebucht für Busse stand.

Beim neuerlichen Starten des Motors leuchtete die Tankanzeige auf. Ihr Auto brauchte Benzin. Auch das war real. Beinahe dankbar steuerte Hella die nächste Tankstelle an. Bevor sie den Zapfhahn in die Tanköffnung steckte, fiel ihr Blick auf eine Warntafel, die an einer der Säulen hing. Auf der Tafel floh ein Strichmännchen vor einem Blitz. Darunter stand: »Bitte entladen Sie Ihre statische Elektrizität vor dem Tanken.«

Genauere Anweisungen fehlten. Immer noch geladen, elektrisiert bis unters Haar, fuhr Hella nach Klein Glienicke zurück.

FÜNF

Sie fragte sich, ob sie damals anders hätte handeln sollen. Ob sie das ganze Gewicht einer Feuilletonchefin nicht hätte in die Waagschale werfen dürfen. Ob sie zurückhaltender hätte sein müssen. Ob es sich nicht doch um einen Lapsus gehandelt hatte, eine Lappalie, die man übersehen konnte. Die man sogar übersehen musste, um nicht zur Destabilisierung der Verhältnisse beizutragen. Ob sie sie hätte übersehen sollen. Als interne Angelegenheit betrachten, als Sache der Frauenbeauftragten des Theaters, der Gewerkschaft, der Ombudsleute, wie immer die Interessensvertretung in solchen Fällen hieß. Anderen die Schlagzeile überlassen, die Empörung. Sich ans Übliche halten, wie üblicherweise bei Dingen, die einen nicht persönlich betrafen. Dann wäre alles beim Alten geblieben. Unverändert. Für sie. Und für Hochwerth vielleicht auch. Was ausnahmsweise einmal wünschenswert gewesen wäre.

Bei diesem Gedanken ertappte sich Hella nach einer Woche unverhohlener Anfeindungen und schlecht kaschierter, öffentlicher Schadenfreude einiger Kollegen. Nachdem die Familien Mingo und Hochwerth in einem offenen Brief eine gemeinsame Schadensersatzklage angekündigt hatten, wünschte sich Hella, alles wäre einfach so weitergegangen wie zuvor. Sie wünschte sich das kindliche Vermögen, blind am Bestehenden festzuhalten, das sie früher belächelt hatte. Wenn alles beim Alten geblieben wäre, könnte sie die Zukunft nicht schrecken.

Das dachte sie am Montagmorgen. In der Einfahrt des Grundstücks war ein gelber Sack ausgeleert worden. Das Fahrrad stand schief im Ständer. Der Vorderreifen hatte einen schlaffen Schlauch. Das war kein zufälliger Akt von Vandalismus. Jemand war über den Zaun ihres Gartens geklettert und hatte gezielt Ts Fahrrad beschädigt in der Annahme, dass es Hellas Fahrrad war. T entdeckte den Platten, als er zu einem Termin an der Garnisonkirche aufbrechen wollte. Er war genervt. Der Bus fuhr nur alle halbe Stunde.

Das scheußliche Gefühl, mit dem Hella kurz nach ihm aufbrach, setzte sich im Laufe des Tages fest. In der Redaktion konnte sie nicht lange bleiben. Man gab ihr zu verstehen, dass eine Entscheidung der Geschäftsführung ausstand und sie bis dahin nicht erwünscht sei. Einig war man sich schon jetzt, dass sie als Leiterin des Feuilletons nicht länger tragbar war. Sellim war nirgendwo zu sehen. Er fehlte ihr. Zum ersten Mal seit Hochwerths Tod verspürte sie das Bedürfnis, zu reden, sich alles von der Seele zu reden. Seele, wenn man das so sagen wollte. Doch Sellim schien sich absichtlich nicht blicken zu lassen. Niemand konnte sagen, wo er war. Edith, die ihr auf dem Flur entgegenkam, war die Einzige, die ihr nicht aus dem Weg ging. Mitfühlend erkundigte sie sich nach ihrem Befinden und versprach, sich in der nächsten Redaktionskonferenz für Hellas Rückkehr einzusetzen. Ausgerechnet Edith. Edith mit ihrer prekären Position, in der sie nicht das Geringste ausrichten konnte. Als sie vom zerstochenen Reifen erfuhr, denn Hella konnte nicht an sich halten, irgendjemandem musste sie das erzählen, legte Edith eine Hand vor den Mund. Entsetzt schüttelte sie langsam den Kopf. Zu viel Entsetzen für Hellas Geschmack. Sie war schon an der Treppe, da schlug Edith vor, den Wohnort zu wechseln. Vorübergehend könne Hella, wenn sie wolle, bei ihr unterschlüpfen, gern über Nacht, gern auch für mehrere Nächte. In ihrem Kreuzberger Altbau gebe es ein Gästezimmer. Die Mitbewohner*innen seien wechselnden Geschlechts und an wechselnden Besuch gewöhnt. Asyl, nannte Edith das, Exil auf Zeit. Ihre Augen leuchteten. Edith mit ihren veganen Bettdecken und recycelten Möbeln und dem gesundheitlich unbedenklichen Futter, das sie den ganzen Tag zu sich nahm. Diesen Gefallen konnte Hella ihr nicht tun. Sie lehnte dankend ab. Ein kaputter Reifen schrecke sie nicht. Und aus WG-Querelen sei sie lange rausgewachsen.

Nachts konnte sie kaum schlafen.

Morgens wachte sie mit Schwindel auf.

Ihr Herz machte beängstigende Pausen.

Gesprächen mit den Nachbarn wich sie aus.

Sie ging nur ans Telefon, wenn sie die Nummer kannte.

Anrufen von Sellim wich sie aus.

Zuweilen war ihr, als drücke schwerer Nebel auf die Brust.

Phänomene, die Hella fremd waren. Die sie irritierten. Die sie vor ihrem Mann verbarg und die schließlich zu der Frage führten, ob sich nicht alles hätte verhindern lassen, wenn sie verhindert gewesen wäre an jenem Tag, an dem sie den fatalen Dreispalter ins Blatt gesetzt hatte. Sie hätte stattdessen den Mammographie-Termin wahrnehmen können, der schon lange anstand. Auch den Besuch bei ihrer Mutter im Pflegeheim schob sie seit Monaten auf. Und T wäre glücklich gewesen, hätte sie an diesem Tag einen Ausflug mit ihm gemacht.

Aber sobald sie sich diese Fragen stellte, und am Mittwoch, auf der Fahrt zu Robert Heinze, tat sie es erneut, zog das die These nach sich, dass auch Hochwerth anders hätte handeln können. Die Entscheidung, dem eigenen Leben ein Ende zu setzen, ließ sich überdenken. Eine Wahl hatte er auch bei der Schauspielerin gehabt. Einer wie Hochwerth war zur Phantasie befähigt. Er hätte eine öffentliche Debatte anstoßen können. Mit einer schwangeren Lulu auf der Bühne, vielleicht sogar einer halbnackten, hätte er womöglich provoziert. Er hätte genau den Skandal auslösen können, nach dem er aus Gründen, die sie im Kulturbetrieb alle kannten und alle beschwiegen, immerzu gierte.

Hella bog ab, ohne auf den Weg zu achten. Sie kannte sich in diesen Straßen aus. Dieselben Routen war sie Jahr um Jahr fast täglich gefahren. Die Baustellen wechselten die Straßenseite. Lieferwagen luden ihre Ware ab. Fahrradkuriere manövrierten ihre Räder halsbrecherisch um jedes Hindernis, und wie immer dominierten die Straßenbahnen den Verkehr.

Es war später Vormittag. Robert Heinze probte. So viel hatte Hella in Erfahrung gebracht. Doch Hella fuhr nicht ausschließlich zu ihm. Sie fuhr noch einmal zum Theater, zu Hochwerths Theater. Seit der Premiere von *Der Widerspenstigen Zähmung* war sie dort ein und aus gegangen. Sie hatte Hochwerth zu dieser oder jener Inszenierung interviewt. Sie hatte ihm beim Proben zugesehen. Manchmal hatte sie eine Premiere besprochen. Diesmal ging es darum, Ruhe reinzubringen. Nicht, wie Sellim vorgeschlagen hatte. Hella stand nicht der Sinn danach, sich aus der Affäre zu ziehen. Sie wählte die umgekehrte Richtung. Konfrontation, das wusste sie, konnte im Anschluss die Wogen glätten. Etwas in der Art hatte Hella im Sinn, als sie ihren Fiat auf dem Seitenstreifen parkte. Sie hatte zwanzig Minuten, denn vor dem Theater galt ein Parkverbot.

Im Foyer begrüßten sie Fotos von Hochwerth. Glänzende, fast lebensgroße Bilder seines Konterfeis waren mit Seilen an den Wänden angebracht. Die Seile waren so stark, als sollte der ganze Mann von ihnen gehalten werden. Hochwerth war beim Proben zu sehen. Mit einer Flasche Sekt. Am Schreibtisch. Beim Händeschütteln mit dem Bundespräsidenten. Mit der Kulturstaatsministerin. Hochwerth, der eine Trophäe entgegennahm. Der Blumen an Darstellerinnen verteilte. Der einen Scheinwerfer justierte. Hochwerth in Hosenträgern. Hochwerth mit Hut. Hochwerth diabolisch grinsend. Melancholisch grübelnd. Hochwerth stehend, liegend, hockend. Hochwerth beim Signieren. Beim Balancieren. Beim Inszenieren. Beim Küssen. Nur nicht beim Pissen, dachte Hella, wobei die Bitterkeit ihr übel aufstieß.

Daneben Trauerbekundungen. Da war Hochwerth ein guter, warmherziger Freund, ein großartiger Mensch und Schöngeist, ein väterlicher Ratgeber, ein verlässlicher Partner, ein engagierter, teilnahmsvoller, geistreicher, kluger und immer geschätzter Kollege, sein Tod ein unersetzlicher Verlust, ein unstillbarer Schmerz, ein unbegreifliches Unglück. In einer besonders auffällig gestalteten Anzeige wurde der Jahrhundertregisseur und Theatererneuerer betrauert, dessen Tod eine gähnende Leere in der Theaterlandschaft hinterlasse.

Unter den Trauerbekundungen brannten zwei Kerzen,

hohe weiße Altarkerzen, und vier Opferlichter in roten Glasschälchen. Die Flammen brannten stetig. Hin und wieder wurden sie durch einen kleinen Luftzug zum Flackern gebracht, wenn jemand das Foyer betrat.

»Dass Sie es wagen«, zischte die Kassiererin am Ticketschalter. »Dass Sie sich hier blicken lassen.« Sie saß hinter einer Glasscheibe und musste sich weit vorbeugen und den Kopf schräg legen, bis die Wange fast das Pult berührte, damit ihre Stimme durch das Verkaufsloch ins Foyer drang. Mikrophone wie in den Multiplexen gab es nicht. »Sie sind echt das Letzte!« Aber das hatte sie vielleicht gar nicht gesagt. Das hatte Hella sich womöglich eingebildet. Denn sie war schnell aus dem Hallraum der Kassiererin verschwunden.

Im Foyer war es still. Auf der Hauptbühne liefen Proben, ansonsten war das Theater so früh am Tag noch menschenleer.

»Hätten'se eher dran denken sollen, dass 'se hier einen Jahrhundertregisseur haben«, sagte plötzlich jemand hinter ihr. »Hat aber niemand. Hat keiner auch nur mit'm Arsch dran jedacht, sich für ihn einzusetzen.«

Hella drehte sich um und stand einer großen jungen Frau gegenüber, die eine Kiste Bier auf den Tresen der Bar wuchtete, eine Kiste leerer Bierflaschen, wie Hella auf den zweiten Blick erkannte.

»Allet ausjesoffen letzte Nacht«, sagte die junge Frau. »Trauer macht durstig.« Ihre Tattoos spien Feuer. Das kurzärmelige Hemd bedeckte kaum die muskulösen Oberarme. »Und watt woll'n *Sie* hier? Absolution?«

»Ich suche Robert Heinze.«

»Ah ja? Da wird der janz aus'm Häuschen sein. Der war ja so watt wie der Arschabwischer von unserm Jahrhundertregisseur. Iss als Einziger für ihn in die Bresche jesprungen.«

Ein Zettel löste sich aus den Trauerbekundungen und segelte sacht zu Boden, was Hella nebenbei registrierte.

»Wissen Sie, wann die Proben zu Ende sind?«

»Wenn sie zu Ende sind, vermute ick.«

Dieser klugen Antwort war nichts hinzuzufügen, und Hella ging auf die Saaltür zu.

»Dit würde ick nich machen«, sagte die junge Frau mit einem gefährlichen Flackern in der Stimme. »Dit is'n politischer Militant. Wenn'se den jetze beim Proben stören, springt der Ihnen an die Jurgel.« Hella wandte sich noch einmal um. Ein so astreines Berlinern war nur noch selten in der Hauptstadt zu hören. Die junge Frau ließ den Bierkasten auf einen Wagen krachen, auf dem schon andere Getränkekisten standen, und kam dann hinter dem Tresen hervor. »Komm'se ma. Ick zeige Ihnen ma watt.«

An diesem Morgen war Hella ausgeschlafen. Sie hatte am Abend zuvor ein Ibuprofen gegen die Kopfschmerzen genommen und heute Morgen Vitamin B und zwei Kapseln aus der Packung Rhodiola, die Edith ihr am Montag in der Redaktion zugesteckt hatte. Die Kapseln wirkten beruhigend.

Die junge Frau ging durch einen langen, dunklen Gang, eine Treppe hinauf und zwei Treppen hinunter, durch eine unverschlossene Tür in einen weiteren Gang, an dessen Ende sie einen Schlüssel herausholte und eine Stahltür aufschloss. Hella schätzte, dass sie irgendwo in der Nähe des Heizungskellers waren. Es war spürbar wärmer geworden. Der Raum, in den die junge Frau sie führte, war fensterlos. Für Sekunden war alles schwarz. Dann knipste die Frau einen Schalter an, und kleine

Lämpchen an den Wänden flammten auf. In den zapfenförmigen Birnen flackerten rötliche Glühfäden wie nervös vorschnellende Eidechsenzungen.

»Was ist das hier?«

Die junge Frau ging wortlos ans hintere Ende des Raums.

»Wo sind wir?« Eine leise Unruhe überkam Hella. Es war ein Raum ohne Fenster. »Ich würde gern wissen, wo wir hier sind.«

»Sie sind aber 'ne janz Unjeduldije.« Mit diesen Worten klappte die Frau, deren Körperbau im schattenhaft flackernden Licht noch imposanter wirkte, zwei große Schranktüren auf. Dahinter befand sich kein Schrank. Dahinter befand sich eine lebensgroße Büste auf einem Brett, vielmehr das Relief einer Büste, Schultern, Hals und ein bleiches Gesicht aus einem glänzenden Material, das Wachs sein mochte. Kai Hochwerth starrte sie aus leeren Augen an. Sein Anblick war so lebensecht, dass Hella kurz der Atem stockte. Todesecht, korrigierte sie sich sofort, hinter sich greifend. So musste Kai Hochwerth im Augenblick seines Todes ausgesehen haben. Das Gesicht geräumig und geschwollen, die Augen brechend. Und weil hinter Hella nichts zum Festhalten war, kam sie kurz ins Straucheln.

»Keene Angst. Der beißt nich mehr!«

»Hat er Ihnen Angst gemacht?«, fragte Hella geistesgegenwärtig.

»Mir? Nee.«

»Manchen soll er Angst gemacht haben.«

»Ick hatte mit dem nüscht zu tun.«

Das Relief zeigte Hochwerths Kopf nicht frontal. Er blickte leicht zur Seite, in eine unbestimmte Ferne, als würde er einer leuchtenden Zukunft entgegensehen. Sein kantiges Kinn, vorgewölbte Augenbrauen und eine hohe Stirn erinnerten Hella an das Lenin-Bild, das sie kurz nach der Wende im ehemaligen Sitz des Zentralkomitees der SED gesehen hatte. Nur der Lorbeerkranz fehlte.

»Uffjepasst«, rief die junge Frau und verschwand halb im Schrank. Woraufhin die Lippen des Mannes auseinanderklafften und er die Zunge herausstreckte wie Albert Einstein auf seinem berühmtesten Foto. »Hab ick zu viel versprochen? Dit fand der saukomisch.«

»Ist das von einem Berliner Künstler?«

»Sachsen. Ein Ossi. Die Ossies sind da jut drin. Aber jetz weeß keena, wohin mit der Altlast. Eigentlich sollte das Ding zur Jubiläumsfeier ins Foyer. Kannste natürlich nicht mehr machen, so 'ne ironische Selbstbeweihräucherung, wenn alle Welt dich als Arschloch beschimpft. Und wo er jetze mausetot ist – Na ja, sprechen'se den Heinze besser nich drauf an.«

»Wissen denn alle von dieser Büste?«

»Alle, die hier unten waren. Dit war hier ja ooch 'ne beliebte Kuschelecke, sage ick mal.«

»Wie meinen Sie das?«

»Ick wollt's Ihnen nur jezeigt haben«, sagte die junge Frau. Damit ging sie und ließ die Tür, wie Hella erleichtert feststellte, hinter sich offen.

Im Raum, das sah Hella jetzt, standen drei Sofas. Der Cordbezug war abgewetzt, fast so, als wäre auf den Sitzflächen viel gerieben und geschubbert worden, Spuren häufiger Benutzung. Hella, im Versuch, sich vorzustellen, was Hochwerth hier unten getrieben haben mochte, in dieser Höhle, diesem Darkroom mit Schrein, kam der Gin Tonic in den Sinn, den sie mit ihm getrunken hatte.

Gin Tonic auf einer Dachterrasse hoch über Berlin. Gin Tonic mochte auch hier im Spiel gewesen sein, als sanfte Einstiegsdroge in diesem Spielezimmer, einem Zimmer, wie er es als Kind vermutlich nie gehabt hatte. Und die Freunde, dachte sie, spielten natürlich, was ihm gefiel. *Mensch ärgere Dich nicht!* gehörte sicher nicht dazu. *Ich will Macht!* schon eher. Das war ein Satz aus Hochwerths Spielewelt. *Sieh zu, dass du das wegmachen lässt,* ein anderer.

Ihr hatte Hochwerth diesen Raum nie gezeigt. Gespräche hatten sie oben in seinem Büro geführt oder in der Kantine, manchmal in Anwesenheit eines Regieassistenten. Mit Hella Karl hatte sich der berühmteste Theatermacher der Hauptstadt auch gern in der Öffentlichkeit gezeigt. Hatte seine Offenheit der Presse gegenüber demonstriert, sich damit gebrüstet, ein Händchen für die Medien zu haben, wobei sie ihm, das ließ sich nicht leugnen, geholfen hatte. *Du konntest doch ganz gut mit ihm.* So lautete der Satz, der diese Tatsache am besten erfasste.

Hella ließ sich auf eines der Sofas fallen.

Sie waren zusammen gesehen worden, hier oder da. Hatten sich bei dem ein oder anderen Pressedinner oder Theatertreffen, der ein oder anderen Hauptstadt-Gala, diesem oder jenem Empfang beim Bundespräsidenten oder dem Sommerfest dieser oder jener Partei zusammen ablichten lassen. Hochwerth in seinen schlecht sitzenden, speckigen Anzugjacken, sie tadellos im engen Kostüm. Ein groteskes Paar.

Die Federung des Sofas war straff, und Hella wippte ein bisschen nach. Geräusche aus dem Haus vernahm sie nur von fern und wie durch Watte, sie drangen nur schwach in den Keller hinunter. Im Halbdunkel der zuckenden

Flämmchen an den Wänden begann die Erinnerung, sich hartnäckig bemerkbar zu machen. Sie ließ sich darauf ein. Denn so war sie. Hella Renata Karl. Sich selbst jederzeit dicht auf der Spur.

Kai Hochwerth und sie hatten so lange miteinander gekonnt, bis sie eines Tages nicht mehr miteinander konnten. Mehr noch: bis Finsternis eintrat und sie ihm den Tod an den Hals wünschte. Auf der Schloßbrücke über der Spree, wenige Tage nach Erscheinen des Artikels, hatte sie ihn zum letzten Mal gesehen. Sein von Rotwein gepushter Körper über dem träge dahinfließenden Wasser war ihr zu nah gewesen. Doch sie war nicht gegangen. Sie hatte ihn nicht stehen lassen am Marmorpostament der geflügelten Götterbotin. Vielleicht hatte sie geglaubt, genügend innere Distanz zu haben. Genug Abstand, um Hochwerth auch jetzt noch gegenüberzutreten, sich ihm zu stellen, nachdem sie seinen Ruf massiv geschädigt hatte. Das war ihr bewusst. Eine Weile hatten sie schweigend dort gestanden, während hinter ihnen der Verkehr über die Brücke ging. Hochwerth war keinen Zentimeter von ihr abgerückt. Er schien die Wirkung, die er auf sie hatte, zu genießen.

Zur selben Zeit arbeitete schon eine eilig gebildete Kommission an der Untersuchung der Vorwürfe, die sie gegen ihn erhoben hatte. Das Kuratorium des Theaters traf sich zu Krisensitzungen. Eine öffentliche Meinung hatte sich gebildet, und sie war lautstark gegen ihn. In den sozialen Netzwerken war Hochwerth zum Abschuss freigegeben. *Ich hatte noch nie Ehrfurcht vor der Presse. Oder vor sonst wem*, hatte Hochwerth auf der Brücke gesagt, und sie hatte genickt und geschwiegen, weil sich vor ihren Augen alles drehte.

Er hatte den Moment hinausgezögert. Dann, als wäre ihm plötzlich ein Gedanke gekommen, hatte er an ihren Oberarm gegriffen. Übergangslos hatte er von seiner ersten Berlin-Erfahrung erzählt. Wie er als junger Mann zum Feiern nach Westberlin gefahren war. Als Teenager eigentlich, gerade neunzehn geworden. Mit Freunden war er in einen Club geraten. Irgendein Club, ein Name, den Hella nicht kannte. »Die ganze Hausbesetzerszene traf sich da«, hatte Hochwerth gesagt. »Abgerockte Jungs. Ich wollte sofort einer von ihnen werden, klar. Anarchistisch, arrogant. Da gab es auch dieses Mädchen. Hatte ein Auge auf mich geworfen. Stand da an der Bar, das Gesicht halb im Schatten. Aber so ein Funkeln in den Augen. Mann! Dieses Funkeln konnte kein Schatten verbergen. Kein Dunkel konnte dieses Funkeln löschen. Hat mich gefragt, ob ich was erleben will. Was Richtiges. Was anderes als diese Kinder auf ranzigen Matratzen, die Kiffen im Kreis für die Revolution halten. Draußen stand ihr weinroter Lada. Nette Karre. Den Russen-Fiat kannte ich aus dem Fernsehen. Robuste Trommelbremsen, unkaputtbar. Und meine hübsche Eroberung hinter dem Lenkrad. Da hatte ich mich allerdings getäuscht. Sie eroberte mich oder hatte es in dieser Nacht zumindest vor. Wobei mir nicht klar war, was sie wirklich vorhatte. Musste irgendwo ein paar Drogen abgegriffen haben, was Stärkeres als Gras, und war mit mir auf dem Weg zum Checkpoint. Hielt aber nicht an. Fuhr einfach durch. Ist mit ihrer Karre ungehindert rübergefahren nach Ostberlin. Genau da, wo ich am Tag zuvor noch aus sicherer Entfernung auf die finsteren Anlagen geschaut hatte. Wir überquerten eine der am besten gesicherten Grenzen der Welt, ohne kontrolliert zu werden, ohne einen Pass zu zeigen, ich hatte auch gar keinen dabei. Ich war so high. Mann! Kapierte nichts. Wir lachten über die doofen Grenzer, die uns tatenlos und stumm passieren ließen. Sie hielt vor einer der Luxusplatten, Alexanderstraße, irgendwo dort in der Gegend, und ich quatschte und quatschte und war komplett drauf, bis sie im Fahrstuhl den Zeigefinger an die Lippen legte und nach oben zur Fahrstuhldecke sah. Kapierte immer noch nichts, als wir in ihrer Wohnung waren oder wessen Wohnung das auch immer war. Weiße Schrankwand, weißes Sofa, sah aus wie geleckt, wie aus einem westdeutschen Einrichtungskatalog von vor zehn Jahren. Aber ich kriegte meine Aufregung nicht in den Griff, konnte einfach nicht die Klappe halten; das war so groß! Mann, da bist du einmal in Berlin und schon wirst du zum Kalten Krieger. Also fuhren wir wieder runter, ohne zu bumsen, falls sie das überhaupt vorgehabt hatte, und dann sind wir hierhergelaufen. Standen auf der Schloßbrücke und knutschten, bis es fast hell wurde. Sie war verdammt gut. Sie war eine grausame Küsserin. Dann fuhr sie mich zurück. Und erst hinter der Grenze, erst zurück auf Westberliner Boden hatte ich Ehrfurcht. Da schlotterten mir auf einmal die Knie aus lauter Ehrfurcht vor dem historischen Augenblick. Aber diese Frau«, sagte er dann, »tiefrote Lippen, knallenge Jeans und Gefunkel in den Augen, die hat mir damals was beigebracht. Du musst keine Ehrfurcht haben. Nie wieder. Das habe ich nach dieser Nacht kapiert. Vor Scheißgrenzern nicht, vor einer Mauer nicht. Vor keiner Scheißpolitik. Vor nichts.«

Vor Hellas Augen drehten sich die Lichter. Der Fluss schien über das Betonbett zu schwappen. Dass es die letzte Begegnung sein würde, hatte sie damals nicht wissen können. Dass sie Hochwerth an diesem späten Nachmittag zum letzten Mal im Leben sah. Schwindel, Schwäche, alle Anzeichen von Seekrankheit hatten sich an ihrem Körper bemerkbar gemacht. Hochwerth hatte seiner Erzählung einen beängstigend freundlichen Abschied folgen lassen, ehe er in Richtung Alexanderplatz davongegangen war. Und sie hatte neben der Siegesgöttin in die Spree gekotzt.

Den Wechsel ihres Verhältnisses hatte Hella nicht beschlossen. Er hatte sich ergeben, er war die logische Folge der Ereignisse. Und er war unumkehrbar. Auch wenn das schlecht kalibrierte menschliche Sensorium die kälteren Schichten der Luft erst im Nachhinein registrierte, war doch schon zu ahnen gewesen, dass von nun an die Tage in die Nacht abstürzten.

Eine Nacht, die schon viel zu lange dauerte, wie Hella fand. Und diesmal konnte sie sich dem Zauber der großen Worte nicht entziehen. Sie wurde ganz von ihnen eingehüllt, überließ sich ihrem tröstlich dunklen Flor, der sie dramatisch und düster ins Sofa drückte. Überhaupt hantierte sie in letzter Zeit zu oft mit großen Worten. Finsternis. Todgeweiht. Unheilsbote. Es war ein Segen, im Augenblick nicht an einem Artikel zu schreiben, dachte Hella, wobei sie Hochwerth hämisch lächeln sah. Ein solches Vokabular, das wusste auch er, wäre ihr krachend auf die Füße gefallen.

Sie sprang auf und schlug die Schranktüren vor Hochwerths Nase zu.

Als das erledigt war, fühlte sie sich besser.

Der entscheidende Tag war ein kalter Tag im Januar gewesen. Klarer Himmel. Frost. Ein leichter Wind hatte die kahlen Wipfel der Bäume bewegt, und morgens hatte

Raureif die Wege geweißt. Vom Schlafzimmerfenster aus hatte sie an den Schneebeerbüschen einen Trupp Fasane gesehen, die nach Essbarem auf der harten Erde suchten. Der Huflattich, der ihnen als Versteck diente, war erfroren. Braun und schlaff ließ er die Blätter hängen. Im Auto war es eisig. Erst auf der Koenigsallee war das Eis an der Heckscheibe langsam getaut. Über dem Funkturm ging die Sonne auf. Glutrot brannte sie auf den Stahlträgern. In der Redaktion, wo Hektik herrschte, war es ein Tag wie jeder andere. Hella hatte für Aufregung gesorgt, als sie in der Redaktionskonferenz verkündete, das Ruder herumreißen und die Verkaufszahlen der Zeitung auf ein früheres Niveau anheben zu wollen durch einen, wie sie es nannte, ehrlichen und direkten Journalismus. Einen hemdsärmeligen Qualitätsjournalismus. Die Konkurrenz sollte ihrem Blatt nicht länger den Rang ablaufen. Es war eine Rede des Ansporns und der Motivation gewesen, und das Einzige, was Hella in der Sitzung gestört hatte, war das eifrige Mitschreiben der Praktikantinnen mit ihren Tintenkillern und Federmäppchen. Zukünftig, hatte sie erklärt, sollte es kürzere und stärker fokussierte Beiträge geben, und geschickt die Frage umschifft, worauf genau sie den Fokus zu legen gedachte. Natürlich wusste sie, worauf der Fokus lag. Es sollte emotionaler zugehen in ihrem Blatt, so hatte es die Geschäftsführung unmissverständlich zu verstehen gegeben, mehr Gefühle, weniger Analyse in der Berichterstattung, und Hella musste den Spagat vollbringen, eine Politik, die sie, wie alle wussten, nicht guthieß, so umzusetzen, dass alle dahinterstanden. Nur einer der oberschlauen Literaturredakteure hatte nachgebohrt. Sie hatte ihn mit dem großzügigen Auftrag abgewimmelt, einen Dreispalter über einen in die Jahre gekommenen, von ihm verehrten Lyriker zu schreiben, der einen neuen Gedichtband über Rom veröffentlicht hatte.

Sollte er über Rom schreiben. Dieses abgestandene Dichterthema war nur ein belangloses Steinchen auf dem Weg zurück nach oben. Pipifax. Eine Marginalie.

Sie hatte Bedeutendes im Sinn. Hella Renata Karl. An ihr würde sich das Leben abarbeiten müssen. Abrackern. Sie würde sich ihm einprägen, diesem Leben; ein großspuriger Gedanke, der in der Hektik der Redaktionsroutine schnell verflog.

Etwas Mutwille hatte schon dazugehört, gestand sich Hella im Zucken der Flämmchen an der Kellerwand ein. Etwas Mut.

Nach der Konferenz war sie in ihr Büro zurückgegangen und hatte das Aufnahmegerät aus dem Regal genommen. Die Aussage der schwangeren Schauspielerin war schnell gefunden.

»Eher mehr oder eher weniger«, hörte sie Sellim auf dem Band vorsichtig fragen.

»Wo ist da der Unterschied?«, war die Antwort der Schauspielerin. Der künftigen Lulu, die im Falle einer Veröffentlichung anonym bleiben wollte. Deren Anonymität im Verlauf der Schwangerschaft nicht unbedingt sichergestellt werden konnte. Im Grunde würde bald jeder wissen, wer sie war. Jeder, der es wissen wollte. Das war aber nicht das Thema gewesen an jenem verhängnisvollen Tag, darum wollte sie sich später kümmern. Das Aufnahmegerät in der Tasche, hatte Hella das Redaktionsgebäude gegen drei Uhr nachmittags verlassen. Dann stand sie im Stau.

Auf der AVUS wurden Baumarbeiten durchgeführt, wie

immer zur völlig falschen Uhrzeit. Unendlich zäh fädelte sich das Volk der Pendler auf der linken Spur ein. Auch die Jahreszeit war die falsche, Bäume verschnitt man im Herbst. Vielleicht hätte sie das als ein Zeichen verstehen sollen, als Warnung der Götter. Dann war die Warnung aber, schöne Grüße nach oben, viel zu subtil gewesen.

Hella Karl erinnerte sich gut an ihr Gefühl an jenem Tag. Die Gespanntheit. Die Aufregung, mit der sie, zwei Stufen auf einmal nehmend, die Treppe in ihr Arbeitszimmer hinaufgeeilt war, an T vorbei, der überrascht aus dem Badezimmer trat, wo er sich, dem Geruch zufolge, gerade rasiert hatte. Ts nackter Oberkörper hatte sie zusätzlich angeheizt. »Bleib so, Liebling, heb dir das für später auf!«, hatte sie ihm zugerufen, ehe sie in ihrem Zimmer, an ihrem Schreibtisch, bei geschlossener Tür, dann doch ein wenig zur Ruhe kam.

Auf dem Stuhl lagen ihre Wollsocken. T hatte sie aus dem Trockner genommen und freundlicherweise heraufgebracht. Sie streifte sie über, weil es vom Fenster her zog.

Über den See hatte sich schwebend die Dämmerung gelegt. Die Lampen am Haus gegenüber brannten. Auch am Weihnachtsbaum auf der Terrasse war die Lichterkette an. Der Nachbar ließ den Baum jedes Jahr bis Anfang Februar stehen. Erst dann montierte er im Hagel brauner Nadeln die Lichterkette ab. Den Rest des Baums zerlegte er mit einer Axt, als müsste eine Stimmung, wenn sie partout nicht aufrechtzuerhalten war, bis zur letzten Nadel zerstört werden. Hella kam ohne Weihnachtsdeko aus. Nur im unwahrscheinlichen Fall eigener Kinder hätte sie eine Ausnahme gemacht, ein Gedanke, der sie den eigentlichen Sachverhalt ins Auge fassen ließ.

Sieh zu, dass du das wegmachen lässt.

Sie brauchte die Aufnahme kein weiteres Mal abzuhören. Sie hatte sich entschieden, das wusste sie an diesem Tag. Jede Sache hatte zwei Seiten, und sie hatte ihre Wahl getroffen. Statt *nachzurichten*, würde sie etwas ausrichten. Ihr Artikel, da war sie sicher, erzeugte Gegenwärtigkeit. Sie stellte Wirklichkeit her, anstatt ihr hinterherzuschreiben, sie setzte ein Geschehen in Gang. Und das, fand Hella Karl und war noch einmal aufgestanden, war gerechtfertigt, wenn es um die Rettung eines Kindes ging. Dreimal hatte sie im Theater angerufen, dreimal vergeblich mit der Bitte um ein klärendes Gespräch. Hochwerth hatte nur gelacht.

Vor dem Fenster hatte Hella einen Trupp Fasane bemerkt, die in eiligem Geraschel aus den Büschen gebrochen waren. Es waren Hennen, wie sie am schmucklosen rotbraunen Gefieder zu erkennen glaubte. Vielleicht waren es dieselben, die am Morgen unterm Huflattich nach Essbarem gestöbert hatten. Bis ans Haus hatten sich die Vögel nie zuvor gewagt. Die Witterung trieb sie in die Nähe der Menschen. Im blassen Licht der Kälte wirkten sie dünn und ausgezehrt.

An dieser Stelle versagte die Erinnerung. Das war jedes Mal so. Beim Anblick der mageren Vögel blieb sie hängen. Der weitere Verlauf des verhängnisvollen Abends war ihr aus dem Gedächtnis entschwunden. Als hätte die Dämmerung auch ihr Erinnerungsvermögen geschluckt, strandete sie an diesem Fenster im ersten Stock. Hella nahm ihr Smartphone aus der Handtasche, die neben dem Sofa auf dem Boden stand. Unter den Notizen jenes Tages fand sie nur eine Einkaufsliste. Mehrere E-Mails im Posteingang bezeugten den Streit mit der Geschäftsführung über die unliebsame neue Politik. Vor drei Uhr nachmittags, das sah sie jetzt, hatte sie zahllose Telefonate geführt. Nach drei war kein Gespräch mehr verzeichnet. Vielleicht hatte sie das Handy ausgestellt. Als das Essen fertig war, hatte T mehrmals nach ihr rufen müssen. Nach dem Essen war sie sofort an den Schreibtisch zurückgekehrt und hatte erst weit nach Mitternacht den Laptop zugeklappt. Rückendeckung hatte sie sich nicht geholt. Sie hatte nicht getan, was man gewöhnlich machte. Man suchte Rat und Schutz bei Vorgesetzten. Aber nicht sie. Hella Renata Karl. Sie verließ sich auf niemanden. Sie war ein Solitär.

Auch Hochwerths Machtverlangen beruhte auf Einzelgängertum, dachte Hella jetzt. Hatte sich zwangsläufig aus ihm heraus entwickelt. Weshalb er sich mit dem Verlust der Macht nicht nur verloren glaubte, sondern verloren gab. Und nun, da sie dabei war, ihren Einfluss einzubüßen – Macht, fand Hella Karl, war als Wort hier fehl am Platz –, fühlte sie sich ihm, trotz allen Sträubens, verbunden.

In dieser Stimmung traf sie Robert Heinze. Die Proben waren beendet. Er musste von der Kassiererin am Ticketschalter erfahren haben, wer heute Morgen das Theater betreten und es, mehr als eine Stunde später, noch nicht wieder verlassen hatte.

Für einen Erzfeind sah er ziemlich hilflos aus. Ein Ringelpulli schlackerte um den dünnen Oberkörper. Unter einer Polyestermütze schaute ein Büschel halblanger Haare hervor. Seine Haut war bleich. Schwammig und aufgedunsen lag sie um schmale, zerbissene Lippen. Mit einer Eisenstange jedenfalls konnte Hella ihn sich nicht vorstellen.

»Sie wagt sich in meine Burg«, sagte Heinze zur Begrüßung. »Sie interessiert mich nicht. Ich empfange sie trotzdem.« Seine Stimme klang gequetscht. »Ich rede mit ihr. Ich kann sie riechen. Ich rieche das Blut meines Freundes, das an ihren Fingern klebt.« Er kam nah an sie heran und zog Luft durch die Nase. »Ich betrachte meine zappelnde Beute. Es befriedigt meine Eitelkeit.«

Hella rührte sich nicht. Auf dieses Zusammentreffen, das merkte sie jetzt, war sie doch nicht vorbereitet. Heinze war festes Ensemblemitglied, er spielte seit einer Ewigkeit an diesem Theater, aber wie nah sich Heinze und Hochwerth persönlich gestanden hatten, hatte sie nie eruiert.

»Alles faul«, sagte er. »Es stinkt doch überall!«

Es war sein Atem, der faul roch, stellte Hella fest. Er roch nach Zwiebeln und altem Kaffee, und sie musste kurz daran denken, dass sie niemanden eingeweiht hatte. Auch T war über ihr Vorhaben nicht informiert. *T in guter Stimmung. Abschied am Gartentor mit einem langen Kuss, den ich durch nichts in der Welt hätte stören wollen. Er konnte sich nur schwer von mir lösen. Aller Ärger war verraucht. Vielleicht ist es das Glück über meine neue Häuslichkeit. Er gefiel mir sehr, wie er da schlenkernd mit geflicktem Schlauch über die Havelbrücke fuhr.*

»Ich könnte dich zertreten. Zerquetschen wie einen Wurm!«

»Schon gut«, sagte Hella und versuchte, dem faulen Geruch auszuweichen. »Aus Grausamkeit entsteht die größte Kunst. So hat Hochwerth das einmal formuliert.«

Heinze trat einen Schritt zurück. »Die Angst zwingt uns zur Grausamkeit.«

»Seine Auffassung von Theater ist Ihnen offensichtlich nicht fremd.«

»Das Theater muss das zeigen können. Es muss unsere Bosheit zeigen«, sagte Heinze in einer normalen, beinahe angenehmen Stimme, und schien wahrzunehmen, dass da jemand Lebendiges vor ihm stand, keine Figur von der Bühne. »Das Böse in uns allen. Da sind wir alle gleich.«

»Manchen geht das zu weit.«

»Nichts geht zu weit, nichts ist zu intim für die Bühne.«

»Abgesehen von einer Schwangerschaft«, entfuhr es Hella. »Da hat die Gleichheit ein Ende.«

»Männer hatten ihre Chance, sich für Gleichheit stark zu machen.« Heinze schien nicht irritiert. »Sie hätten die Zeichen vor langer Zeit erkennen können. Das hat aber keinen großen Enthusiasmus hervorgerufen. Kai hat daraus den richtigen Schluss gezogen. Es lohnt sich nicht.«

»Was lohnt sich nicht?«

»Diese Art von Gleichheit lockt niemanden hinterm Sofa hervor.«

»Sollte das Theater nicht der Verbesserung der Verhältnisse dienen?«

»Mit dem Theater dient man in erster Linie sich selbst. Fick, fick, fick.«

»Apropos Sofa«, sagte Hella. »Was war das für ein Raum hier?«

»Ein Raum, wie es viele gibt«, sagte Heinze. »Sie sind nicht mehr in der Position, hier die Fragen zu stellen.«

»Nein. Ich bin hier, um –«

»Die Fragen stelle ich«, brauste Heinze auf.

»Schon gut. Ich wollte Ihnen nur sagen, dass es mir leidtut.«

Heinze starrte sie wortlos an.

»Es tut mir wirklich leid. Sein Tod hat uns alle erschüttert.«

Heinze sagte nichts.

»Soweit ich weiß, waren Sie Freunde.«

Da er nicht auf ihr Angebot einging, holte Hella Luft und kam auf das alte Thema zurück. »Räume, sagten Sie, wie es viele am Theater gibt?«

»Am Theater. Überall.«

»Und auf diesen Sofas wurde – gefeiert?«

»Gefeiert. Getrunken. Gefickt.« Er hob die linke Hand und drückte mit Daumen und Mittelfinger die Lider auf seine Augen, als wäre er zu Tode erschöpft. Für einen Augenblick war es still.

»Wissen Sie zufällig, wie es der Schauspielerin geht?« Die Frage kam Hella ganz plötzlich in den Kopf.

»Interessiert mich nicht.«

»Und dem Kind? Wissen Sie, ob es dem Kind gutgeht?«

»Fick, fick, fick.«

»Hat sie das Kind bekommen? Ich würde es wirklich gern wissen«, sagte Hella fast bittend, und in diesem Moment wurde ihr die Dringlichkeit klar. Die absolute Notwendigkeit, die in dem Bedürfnis gelegen hatte, an Hochwerths Theater zu fahren, rührte auch von diesem Wunsch her. Als hinge alles davon ab, dass diese Frau ein gesundes Kind zur Welt gebracht hatte. Als würde es alles wiedergutmachen.

Heinze lachte. »Glauben Sie, ich würde einer gewissenlosen Scheißjournalistin auch nur noch eine einzige Frage beantworten?«

»Mich interessieren alle Seiten der Geschichte«, sagte Hella mechanisch, während sie überlegte, warum sie erst jetzt auf diese Frage kam, wieso sie darüber nichts in der Zeitung gelesen hatte.

»Fick, fick, fick ist alles, was euch interessiert.«

»Das kann ich so nicht stehen lassen. Ich habe nur zu spät angefangen, die richtigen Fragen zu stellen.«

»Ihr Problem.«

»Da könnten Sie recht haben.«

»Heuchlerin.«

»Ich hätte auch mich selbst befragen müssen.«

»Hetzerin. Mörderin!«

Hella registrierte, dass er durchgängig die weibliche Form benutzte, eine Angewohnheit, die sie selber nicht hatte.

»Du skrupellose Schlampe!«, brüllte er sie auf einmal an, so heftig, dass Hella zusammenfuhr. »Kai hätte dich ordentlich durchficken sollen, damit du weißt, wo dein Platz ist«, brüllte er, und diesmal war es keine Rolle. Seine Spucke landete in ihrem Gesicht, was ihr, dünnhäutig, wie sie war, erst Eiseskälte in den Rücken, dann Wasser in die Augen trieb. »Glaub nicht, dass ich der Einzige bin, der so denkt. Du wirst schon sehen. Für mich bist du Nummer eins in der Kategorie Abschaum.«

Tränen kamen keine. Sie weinte nie, Hella Renata Karl. Tränen gehörten nicht zu ihrem Gefühlshaushalt. Sie machte nur den Mund auf, bis der Kiefer schmerzte. Heinze jedoch duckte sich wie vor einem Schlag. Er hob sogar die Hände vors Gesicht. Eine Bewegung, die ihr im Nachhinein noch merkwürdiger erschien. Offenbar hatte sie, ohne es zu merken, einen abrupten Schritt auf ihn zu gemacht. Woraufhin sie ihm, und diese Regung überkam sie plötzlich und wie aus großer Not, am liebsten eine reingehauen hätte. Ihm richtig was auf die Fresse. Doch Fresse war kein Wort, das Hella gern benutzte. In einem Anflug von Schrecken und Panik wandte sie sich ab.

»Verpiss dich«, brüllte er ihr hinterher. »Werglaubstdudasdubistverfickte Fotze!«

Hinter dem Scheibenwischer klemmte ein Knöllchen.

Wenig später saß Hella Karl, angeschnallt und abfahrbereit, immer noch reglos im Auto. Sie stand nach wie vor im Parkverbot. Es war Mittag, die Sonne schien. Draußen fuhren Radfahrer vorbei, dann ein Bus, der fast den Seitenspiegel streifte. Sie hatte die Hände aufs Lenkrad gelegt, das sie fest umfasste, und ließ den Kopf auf die Brust hängen. Die Dehnung im Nacken war das gesamte Rückgrat hinunter zu spüren.

Als ihr Handy klingelte, hob sie den Kopf. Normalerweise wäre sie beim zweiten oder dritten Klingeln rangegangen. Doch diesmal holte sie statt ihres Handys den Lippenstift aus der Handtasche und zog im Rückspiegel die Lippen nach. Das Rot saß perfekt. Es war Ts Lieblingsrot. Nach dem morgendlichen Kuss am Gartentor war sie ins Haus zurückgegangen und hatte den Alltagslippenstift gegen den teuren eingetauscht, das Geschenk ihres Mannes zu Weihnachten im letzten Jahr. Sie hatte an diesem Morgen sein Rot auf den Lippen tragen wollen. Hella sah sich prüfend in die Augen, konnte aber keinerlei Spuren einer Erschütterung feststellen. Zufrieden legte sie den Lippenstift zurück.

Sellim war es, der sie hatte erreichen wollen. Wahrscheinlich brannte es irgendwo in der Redaktion, die

Seite wurde nicht rechtzeitig fertig oder es gab Streit um den Aufmacher. Nach ihrer kurzfristigen Beurlaubung musste jemand für die Donnerstagskolumne einspringen, und wegen der ständigen Sparpolitik fand niemand die Zeit. Hella beschloss, sich nicht bei ihm zu melden. Obwohl die Begegnung mit Robert Heinze eine Anekdote wert gewesen wäre.

Über Hochwerths Tod hatte Heinze ganz offensichtlich den Verstand verloren. Er war verrückt geworden. Durchgeknallt. Sobald die Vergänglichkeit, auch die eigene, ins Visier rückte und damit die Erkenntnis, dass im Leben nicht immer alles beim Alten blieb, bestand die Gefahr, einen Aussetzer zu haben. Heinze hatte, das war deutlich geworden, nicht mehr alle Tassen im Schrank. Einen Dachschaden hatte dieser Mann. Ein Rad ab. Eine Macke, eine Meise, einen Vogel, eine Schraube locker, einen Schuss an der Waffel, ein Ding an der Glocke. Eine aufgeweichte Birne. Hella holte ihr Notizbuch aus der ledernen Arbeitstasche, in der auch ihr Laptop war. Sie konnte, wenn es um verbale Gefechte ging, großzügig sein. Auch Ehrgeiz trieb sie jetzt an. Dieser Heinze war ein Vollidiot, Vollhorst, Vollpfosten, voll der Hohlkopf, Schwachkopf, Holzkopf, Torfkopf, Hopskäse, ein Spasti, Spastmat und Spinner. Eine Knalltüte, ein Intelligenzallergiker, ein Honk. Der hatte einen Schlagschatten. Dem war die Sicherung durchgebrannt, der spintisierte doch! Hella listete sämtliche in diesem Zusammenhang gültigen Beleidigungen auf, derer sie habhaft werden konnte. Hirnjogging, wie sie das nannte. Heinze jedenfalls lief nicht mehr ganz rund. Der tickte nicht mehr richtig. Er war nicht mehr ganz knusper, ganz dicht, nicht mehr ganz richtig im Kopf. Im Oberstübchen. Bei dem piepte es wohl. Seltsam war nur, wie viele sich von einem Irren wie ihm mobilisieren ließen, ohne zu bemerken, wie behämmert, bescheuert, beknackt, bekloppt, gaga, ballaballa, plemplem und meschugge er war, wie geisteskrank, hirnverbrannt, gehirnamputiert und reif für die Klapse. Unzurechnungsfähig, schrieb Hella. Nicht mehr zu retten.

Sie ließ das Notizbuch sinken. Nun brach sie doch in Tränen aus. Es war ein erschöpftes Weinen, das nicht laut vonstattenging. Zwei schmale Bahnen zog das Wasser über ihre Wangen, das schnell wieder versiegte. Ein Tropfen fiel auf die Notizen.

Sie ließ den Motor an, um das Fenster zu öffnen, und stellte den Motor wieder aus.

Dann rief sie T an.

»Ich kann jetzt nicht«, sagte T. »Hast du geweint?«

»Nein. Kannst du bitte kurz mit mir reden?«

»Nicht jetzt. Tut mir leid.«

»Nur fünf Minuten. Ich glaube, ich brauche eine Portion Realität.«

»Fahr nach Hause. Wo immer du bist. Es hört sich an, als ob du mitten auf einer Kreuzung stehst. Geh von der Kreuzung runter.«

»Ich stehe nicht auf einer Kreuzung«, sagte Hella. »Ich sitze im Auto im Parkverbot, und das Fenster ist auf.«

»Fahr nach Hause.«

»Wann wirst du zu Hause sein?«

»Ich komme heute nicht nach Hause«, sagte T.

»Was?«

»Lass uns morgen reden, Hella.«

»Du kommst nicht nach Hause?«

»Warte nicht auf mich.«

»Was ist denn los?«

»Das ist jetzt gerade ungünstig, Hella, ein ungünstiger Moment. Richtig ungünstig.«

»Du kannst mir doch nicht sagen, du kommst nicht nach Hause, und es ist gerade ungünstig bei dir, ein ungünstiger Moment und richtig ungünstig, und dann willst du nicht mit mir reden!«

»Wir reden morgen. Das ist die Realität.« Er legte auf.

Hellas Blick fiel auf die Liste. Es gab so viele Möglichkeiten, einen Menschen als kopflos zu bezeichnen. Ein riesiger Sprachschatz phantastischer Formulierungen tat sich da auf. Was für ein Glück, die Sprache zu beherrschen, dachte Hella und blieb bei der Frage hängen, ob es sich hier um ein Alleinstellungsmerkmal des Deutschen handelte oder ob das auch für andere Sprachen galt. Sie dachte eine Weile darüber nach, kam aber zu keinem Ergebnis. Als sie bemerkte, dass sie fror, ließ sie den Motor an.

Die Siedlung Am Waldrand lag sonnig in der Mittagsstille. Es duftete nach Flieder. Das Laub der Bäume wechselte vom lichten Frühjahrsgrün ins satte Grün des beginnenden Sommers. Das war verfrüht. Alles war verfrüht. Die Pflanzen, die Tiere kamen durcheinander, die Fasane kopulierten schon im Januar. Nichts stimmte mehr. In den sechs Jahren, die Hella hier wohnte, in kinderloser, haustierloser Zweisamkeit gemeinsam mit T, hatte sie noch nie einen so frühen Frühling erlebt. Auch jetzt war es zu früh für diese Wärme. Sie schwitzte. Dass sie soeben noch gefroren hatte, bestätigte nur, wie regellos die Jahreszeiten mittlerweile waren.

Auf den löchrigen Anliegerstraßen kam ihr ein Müllfahrzeug entgegen. Aus Unlust auszuweichen, blieb sie mit dem Fiat mitten auf der Fahrbahn. Der Müllfahrer, zu einem Rückwärtsmanöver gezwungen, bellte sie aus dem offenen Fenster an. *Stell dir vor, er wäre ein unbedeutender Müllmann gewesen*, konnte sie T sagen hören. *Ich stelle mir gar nichts mehr vor*, hörte sie sich selber sagen. *Ende der Vorstellung. Tennisspielen nennst du das also. Wie vulgär. Nein, lass es mich anders formulieren. Fick dich.*

Sie beeilte sich, ins Haus zu kommen. Nach Gesprächen am Gartenzaun war ihr nicht zumute. Im Wohnzimmer stellte sie die Anlage an, und die Musik vom letzten Abend erklang. *Brandenburg Concerto No. 5*, Ts Lieblingspassage. Vor dem Schlafengehen hatten sie das gemeinsam gehört. Auch danach war ihr nicht zumute.

Als sie Janis Joplin fand, stellte sie laut. Sie legte den Kopf in den Nacken. An der Decke blätterte die Farbe ab. Mintgrüne Farbe, Ts Idee. Sie ließ den Kopf im Nacken und behielt die Augen auf. Die Gitarrenriffs, das Schlagzeug ließen die Farbe erzittern, die Zimmerdecke, das Walmdach, das gesamte Haus. Dann, als barsten die Mauern, als explodiere Glas, setzte Joplins Stimme ein. Eine Kaskade knirschenden Gerölls stürzte aus den Boxen. So sang nur eine *take another little piece of my heart now, baby,* und Hella, der die Tonlage zu hoch war, sang mit. So viel Englisch konnte sie, schöne Grüße an T.

Sie riss die Fenster auf, erst die im Wohnzimmer zur Terrasse, dann die Fenster in der Küche, schließlich ging sie nach oben und öffnete auch das Badezimmerfenster weit. Im Schlafzimmer lag eine seiner Unterhosen auf dem Boden. Sie stieg darüber hinweg und zerrte das Laken vom Bett. Dann knöpfte sie die Bettbezüge auf, zog sie von den Daunendecken, zog auch die Kopfkissenbezüge ab und stopfte alles zusammen mit seiner Unterhose in die Waschmaschine im Bad.

Als das getan war, setzte sich Hella auf das nackte Bett. Ein Wecker tickte. Blütenstaub wehte vom Garten herein. Auf dem Boden tanzten Sonnenflecken. Weiter unten im Haus wünschte sich Janis Joplin einen Mercedes Benz. Wie gut das tat. Wie schön das war. Das war noch echtes Gefühl. Das waren Leidenschaften, für die man brannte. Damals brannte man noch, verbrannte sich noch so hemmungslos wie die Benzinfresser ihre Tankfüllungen verbrannten, im vollen Bewusstsein, mit sechsundzwanzig sterben zu können. Jetzt lebten sie lieber leise lange, in Kenntnis der Weltlage, aber ohne Kenntnis der wichtigen Songs, und falls sie ihn doch kannten, diesen Song, hatten sie ihn längst missbilligend aus ihren Playlists entfernt, allen voran Edith. Edith war allerdings zuzutrauen, dass sie ihn kurzerhand umdichtete und Janis Joplin in ein klimafreundliches, sanft surrendes E-Mobil verfrachtete. Wind im Haar, ein voller Tank und der schnurgerade auf den goldenen Horizont zuführende Highway gingen wie die Jahreszeiten vor die Hunde, was Hella an ihren Fiat in der Garage denken ließ. Es war eine offene Garage. Es war nur eine Frage der Zeit, ehe jemand auch die Autoreifen zerstechen würde, die Außenspiegel abbrach oder die Windschutzscheibe zertrümmerte.

Sie überlegte, noch einmal hinauszugehen und das Auto umzuparken. Nur wohin? Auf der Königstraße hinter dem Fahrradstreifen würde niemand erkennen, dass es ihr Auto war. Aber dort stand das Auto ungeschützt im Dunkeln. Sie konnte den Nachbarn bitten, es vorübergehend in seine Einfahrt zu stellen. Oder sie fuhr es über die kleine Parkbrücke ein Stück den Babelsberg hinauf. Die Straße, die zum S-Bahnhof Griebnitzsee führte, war bewohnt und beleuchtet, und stellenweise war das Parken dort kostenlos. Das hätte allerdings einen längeren Fußmarsch bedeutet.

In der Ritze zwischen Bettrahmen und Nachttisch fand sie eine Karte. Es war eine Klappkarte mit dem Siegel des Bundeskanzleramts. Die Einladung war vor mehreren Wochen im Briefkasten gewesen, eine Einladung zum Kulturfrühling der Kanzlerin. Sie war persönlich unterschrieben und nicht übertragbar. Begleitpersonen waren unerwünscht. Aus diesem Grund, fiel Hella wieder ein, hatte sie sie achtlos irgendwohin gestopft, offenbar in diese Ritze. T hatte die Einladung gekränkt. Sie war auf weißem knisterndem Papier gedruckt, und Hella war wild entschlossen gewesen, hinzugehen. Eine solche Ehre wurde ihr zum ersten Mal zuteil. Sie hatte sofort *rsvped*, ohne Begleitung, wie erwünscht.

Seit wann hältst du dich an Etikette?, hatte T abends im Bett beleidigt gefragt. Und wo du so wichtig bist, solltest du es nicht durchsetzen können, deinen Mann mitzunehmen? Ich restauriere eine politisch hochbrisante Kirche! Und die Kanzlerin? Ist die nicht verheiratet? Sogar vor Gott? Was ist mit *ihrem* Mann? Das wusste Hella nicht und hatte T das auch gesagt, aber um ihn nicht unnötig zu strapazieren, diesmal nicht, hatte sie ihm zugestimmt. Es war eine Gemeinheit, eine Frechheit eigentlich, so eine Einladung für sich allein, weshalb sie natürlich nicht hingehen würde, nicht ohne ihn. Dabei war es geblieben. Sie hatten ihre Nachttischlampen gelöscht, und die Karte war in der Bettritze verschwunden, wo sie bis jetzt überdauert hatte.

Der Kulturfrühling der Kanzlerin fand noch am selben Abend statt. Bevor Hella aufbrach, bezog sie die Betten neu, sein Bett und ihr Bett in der goldenen Bettwäsche mit den Vögeln. Falls T doch nach Hause käme, sollten ihn die schönsten Erinnerungen empfangen. In der goldenen Bettwäsche hatten sie einmal eine Hochzeitsnacht verbracht, etwas in der Art, denn verheiratet waren sie nicht. In jener Nacht hatte T ihr mit dem Gesicht zwischen ihren Brüsten gestanden, dass sie ihn sexuell befreit hatte. Hella Karl zog das Laken straff.

Im Schrank hingen ihre Kleider nach Farben sortiert. Sie entschied sich für das intellektuelle. Als sie problemlos einen Parkplatz in der John-Foster-Dulles-Allee gefunden hatte, blieb noch viel Zeit, zwischen den Bäumen umherzuspazieren, die entlang des Fußwegs, der zum Bundeskanzleramt führte, Spalier standen. Ein paar Menschen eilten auf das Tipi zu. Auch dort fing die Veranstaltung erst in über einer Stunde an.

Das Kanzleramt war ein luftiger, quadratischer Bau mit symmetrisch angeordneten Fensterfronten. Unter dem weißen Betonbogen der Dachterrasse waren vereinzelte Gestalten zu erkennen. Hella zielte mit der Handykamera darauf, aber im Heranzoomen zerflogen sie. Wer dort stand oder ob die Kanzlerin schon da war und von der Höhe der Macht auf die Ankommenden hinunterschaute, war nicht erkennbar. Auch kam außer ihr noch niemand an. Als sie der Überlegung nachging, ob sie überstürzt gehandelt hatte und lieber umkehren sollte, ob es angesichts ihres inneren Aufruhrs nicht geboten gewesen wäre, zu Hause zu bleiben, anstatt das Gesicht sofort wieder ins unbarmherzige Licht der Öffentlichkeit zu halten, lenkten sie zwei Mädchen ab. Die Mädchen rannten knapp vor ihr über die Straße. Sie lachten und machten Knutschmünder vor den Handykameras, und Hella musste überraschend an Florentine denken.

Florentine aus der ersten Klasse. Die Augen hell und unerbittlich warm. Eine Bankreihe vor Hella hatte sie gesessen, in bunten Kleidern und mit glänzendem Haar, einen Arm immer oben. Florentine mit ihren Lehrereltern. Die alles wusste. Die schon vor der Einschulung lesen konnte und nach dem Unterricht von ihrer Mutter mit dem Auto abgeholt wurde. Florentine, die Hella schön und unerreichbar erschienen war und eines Tages auf dem Schulhof zu ihr kam. Die ihre Hand genommen und nicht mehr losgelassen hatte. Die sie festgehalten hatte und den ganzen langen Weg nach Hause nicht von ihrer Seite wich.

Der Schulweg stand Hella jetzt deutlich vor Augen. Die Kleinstadt, das Orthopädie-Geschäft an der Ecke, der vor Hitze glühende Bürgersteig. Hinter der Tankstelle fransten die Straßen aus, ein Einkaufszentrum, ein Gewerbegebiet. Dann das Viertel mit den mehrstöckigen Häuserblocks und den ausgebrannten Mülltonnen. Florentine war neben ihr, die ganze Zeit, eine halbe oder dreiviertel Stunde lang, mit ihrem leichten Lachen, ihrem sauberen Duft. Ein- oder zweimal hatte sich Florentine gebückt und einen Stein aufgehoben oder auf die Mohnblumen am Straßenrand gezeigt. *Guck mal, wie die gucken.* Eine stille, entschlossene Zuneigung strömte Hella entgegen, hatte sie umhüllt auf dem langen Weg nach Hause, hatte ihr die Sinne vernebelt, wie sie später manchmal spöttisch sagte, wenn sie betrunken war. An diesem Tag hatte sie kein Wort zu sagen gewagt und noch mehr getrödelt als sonst. Erst vor der Haustür, als Florentine mit raufkommen und ihr Zimmer sehen und eine Limonade trinken wollte, hatte Hella der Zorn gepackt. Ein blinder Zorn auf dieses Mädchen mit den Lehrereltern, das sich an sie rangehängt hatte wie eine Klette. Niemand hatte sie gebeten, mitzukommen. Niemand wollte sie hier. Reichte es nicht, ihr bis an die Haustür zu folgen? Warum musste sie mit raufkommen wollen, da hatte sie nichts zu suchen. Das fleckige Linoleum, die Brandlöcher im Sofa, die Fussel der Strickjacke, das ging sie nichts an. Selber schuld, wenn sie durstig war. Und als Florentine sie erstaunt, fast erschrocken angesehen hatte, hatte Hella mit den Schultern gezuckt. *Pech gehabt. Hast dir die Falsche gesucht.* Florentines Augen hatten sich mit Tränen gefüllt. Und ehe Hella die Haustür mit Kraft hinter sich schloss, hatte sie mit dem Zeigefinger in Florentines Gesicht gepikst. *Wie niedlich, ooh, das sind ja richtige Krokodilstränen!* Damit war sichergestellt, dass ihr so ein Fehler nicht noch einmal unterlief. Freunde, die man nicht hatte, musste man nicht mit nach Hause nehmen.

Dass die Aufwallung der Gefühle für einen Menschen zu dessen sicherem Verschwinden in keinem guten Verhältnis stand, hatte sie von Florentine gelernt. Früher oder später erkennen sie dich und wenden sich ab, hatte ihre Mutter einmal gesagt. Einer der wenigen richtigen Sätze, der ihr je gelungen war.

Um nicht an T zu denken, setzte sich Hella wieder in Bewegung. Sie beschäftigte sich mit der Frage, wie sehr man sich verspäten durfte, ohne immer noch zu früh zu sein. Einlass war neunzehn Uhr. So stand es auf der Karte. Jetzt war es kurz vor sieben. Noch würde sie den Eindruck erwecken, es nötig zu haben, keine Termine, keine Verpflichtungen, nichts Wichtiges im Leben, zu viel Zeit. Erst, als einzelne Gäste in der Nähe des Pförtnerhäuschen auftauchten, beschleunigte sie den Schritt. Ein vertrautes Gesicht war nicht darunter. Aber einen Teil der Leute, da war Hella sicher, würde sie zumindest flüchtig kennen, mit anderen würde sie schon getrunken und wieder andere kritisiert oder verrissen haben, wobei sie keine Ahnung hatte, wen sich eine Bundeskanzlerin auf ihr Frühlingsfest einlud. Dieses Gedankenspiel lenkte sie für einen Augenblick von allen Bedenken ab.

Hochwerth wäre nach seinem unrühmlichen Abgang sicherlich nicht eingeladen worden. Und falls doch, konnte er der Einladung nicht folgen, nun, da er sich vom Leben getrennt hatte. Einst berühmt, beneidet und gefeiert, dann geschmäht und jetzt als Märtyrer betrauert, hatte er es bis hinauf ins Kanzleramt nie geschafft. Das, dachte Hella mit leiser Genugtuung, hatte sie ihm für immer voraus.

Im Gehen hob sie leicht den Kopf. Sie war da. Sie würde sich zeigen. Man durfte nie aufhören zu zeigen, wer man war. Durch die Hölle ging man besser erhobenen Hauptes, dachte Hella und betrat das Bundeskanzleramt. Freundliche, gut rasierte Männer nahmen sie in Empfang und geleiteten sie hinein in eine geschützte, indirekt beleuchtete Landschaft, in der alles gedämpft und zugleich luftig wirkte, bis ihr vor großen grünen Fahrstühlen zu beiden Seiten des Flurs höflich angedeutet wurde, dass sie nun zwischen rechts und links zu wählen habe, sich entscheiden müsse, auf welcher Seite sie hinaufgleiten wolle. Die Fahrstühle waren leer, ganz so, als habe man allein auf sie gewartet.

Ein Fahrstuhlführer in Anzug und Krawatte betätigte den Knopf der achten Etage. Schweigend fuhren sie hinauf. Oben wies er ihr, als die Türen sich öffneten, mit einem ausgestreckten Arm den Weg, ganz so, als gewährten geöffnete Türen noch lange nicht Einlass.

»Willkommen bei mir hier oben in der achten«, sagte die Bundeskanzlerin. Übergangslos war sie da. Sie musste schon eine Weile im Empfangszimmer gewesen sein. Bei Hellas Ankunft stand sie neben den Kellnerinnen, die in weißen Schürzen Getränke in schlanken Gläsern anboten, wahlweise mit und ohne Alkohol. Hella entschied sich für mit. Das Glas reichte ihr die Kanzlerin persönlich.

»Hella Karl, *Abendpost*«, stellte sie sich vor.

»Na dann, Prost«, sagte die Kanzlerin ungezwungen. Sie war nicht größer als Hella. »Machen wir's uns schön heute.« Sie wirkte entspannt, beinahe leutselig, obwohl sie müde aussah. Ihre Augen saßen matt zwischen trockenen Falten. Allein beim Lächeln stieg ein Leuchten auf. Unter den Gästen wäre sie kaum aufgefallen, hätte sie nicht ein Schwarm Leute umringt, der sich wabenartig mit ihr mit bewegte, darunter ihr Staatssekretär, die Kulturstaatsministerin und ein bärtiger Mann, der sich später als kultureller Berater zu erkennen gab und die Gästeliste verantwortete. Die Kanzlerin selbst schien von Hellas jüngsten Turbulenzen nichts zu wissen. Vielleicht hatte sie keine Vorstellung davon, wer sie war, obwohl ihr Berater sie laufend diskret mit Informationen versorgte. Hella spürte Dankbarkeit. Eine Anspannung, derer sie sich nicht bewusst gewesen war, fiel von ihr ab. Die Muskulatur der linken Hand gab nach. Sie hatte, ohne es zu merken, ihre Handtasche umklammert.

Vor den offenen Dachterrassentüren flog ein Schwarm Vögel vorbei. Man versammelte sich jetzt draußen, vor dem herrlichen Panorama Berlins, das in weniger als einer

Stunde im Sonnenuntergang glühen würde. Reichstagskuppel, Brandenburger Tor und Fernsehturm auf der einen Seite, Schwangere Auster, Siegessäule und Funkturm auf der anderen. Mittendrin die Spree. Hella bewegte sich nun freier. Als sie über die Schwelle zur Terrasse stieg, hob sie das Kleid ein wenig an.

Dort unten, das war ihre Stadt. Das wilde, visionäre Berlin. Das trendige und dreckige, hippe, brutale, zerrissene und selbstverliebte Berlin war auch ein Resultat ihres Tuns. Doch, dachte Hella, das konnte man so sagen. Daran hatte sie in den letzten sieben Jahren mitgewirkt. Am kulturellen Erscheinungsbild dieser Stadt war sie nicht unbeteiligt. Sie hatte es mitgestaltet, mitgeprägt. Stolz tickte in ihrer Brust, als sie an die Brüstung trat. Berlin roch gut. Parfümschwaden mischten sich mit Blütenduft und Abgasdunst. Ein schwacher Geruch nach glühender Holzkohle und verbrennendem Fett wehte aus dem Tiergarten herauf. Darunter lag das feuchte Schlamm-Aroma einer Stadt, die entlang eines Flusses auf Sandboden errichtet worden war.

»Das haben wir nicht gut gemacht«, sagte jemand neben ihr. »Es zerreißt mich jedes Mal, wenn ich hier oben stehe.« Über den Himmel zog ein Streifen, der von einem Flugzeug stammen musste, das nicht zu sehen war.

»Es ist schön. Es war sehr früh warm. Aber es ist ein schöner Frühling. Nun ist er fast zu Ende«, dachte Hella, oder sie sagte es laut, denn als sie sich vom Anblick der Skyline löste, um den Gesprächspartner ins Visier zu nehmen, schüttelte er den Kopf.

»Das hätte ganz anders schön sein können.«

Sie kannte ihn. Auch als alter Mann sah er gut aus, Manschettenknöpfe zierten die Ärmel, in seinem Leinenanzug trug er ein edles Einstecktuch. Sein Architekturbüro zählte zu den berühmtesten in Deutschland. Sie wusste auch, dass sie sich schon einmal begegnet waren.

»Wir hatten den alten Baubestand«, sagte er, »wir hatten die Idee. Ein glanzvoller Spreebogen sollte es werden. Ost und West in einem Riegel verklammert. Das ganze Regierungsviertel ein Spiegel der Vereinigung. Aber das?« Er versenkte die Aussicht in einer wegwerfenden Handbewegung. »Auf halber Strecke abgesoffen. Genau wie das Schloss, dieser kontextlose Torso.«

»Über dem Schloss hat der Himmel einen Sprung.« Hella legte eine Hand über die Augen. »Gegen diesen Disney-Verschnitt haben wir bei uns mehrfach angeschrieben«, sagte sie, die sich an heftige Diskussionen in Sibylle Schmückes Büro erinnerte. Sibylle Schmücke hatte den Schlossneubau damals verteidigt, gegen den Rest der Redaktion. »Bröckelnde Brunnen und zugige Zinnen. Ruinenromantik. Das ist das traurige Resultat des Kleinmuts verwöhnter und verunsicherter Millennials. Generation Why. Achtziger Jahre.« Nicht nur die Schmücke war so ein Fall, dachte Hella. Auch T. »Kleinmut und Hasenherzigkeit. Und die Alten, die immer für das Alte sind, springen ihnen zur Seite.«

»Sie werden es wissen«, sagte der Architekt.

»Sie ärgern sich immer noch.«

»Ich ärgere mich keineswegs. Ich schäme mich.«

»Ist es nicht doch ganz gut geworden?«

»Ganz gut ist nicht gut genug. Die Menschen fehlen. Eine Lücke ausgerechnet da, wo das Bürgerforum hätte sein sollen? Darin spiegelt sich nur die gesamte Vereinigungsmisere wider.«

Sie standen allein an der Brüstung. Ein paar junge Leute

wollten auf sie zusteuern, drehten aber, als sie Hella erkannten, wieder ab.

»Und woran lag's?«, sagte der Architekt. »Am lieben Geld. An einem Sparkanzler der Sozis. Privat kriegt er bis heute den Hals nicht voll. Ist sich nicht zu schade, mit einem verdammten Kriegsverbrecherpräsidenten ins Bett zu gehen. Ein deutscher Altkanzler, das muss man sich mal vorstellen! Apropos«, sagte er dann. »Wie geht's Ihrem Liebsten? Alles wohlauf?«

»Apropos Kriegsverbrecher?«

Der Architekt lachte gutgelaunt. »Verzeihung, meine Liebe. Apropos Bett. Ich erinnere mich, dass sich Ihr Liebster über Ihren vollen Terminplan beklagte. Wie steht's damit? War das nicht immer euer Problem, die liebe Zeit?«

Hella parierte seinen spöttischen Blick. Doch auf einmal waren aller Augen auf sie gerichtet, nicht nur seine, die dunkel und groß unter wie aufgeschäumten Brauen lagen, sondern die Augen aller Anwesenden auf der Terrasse schienen sie zu taxieren, zu fixieren, zu durchdringen bis auf den Grund ihres Inneren, das sich aufgewühlt, aufgestört anfühlte, das in Unordnung geraten war, eine trübe Suppe, die sich da zusammenbraute, die sich aufschaukelte, angereichert mit allen erdenklichen Gefühlsbrocken, die die letzten Tage in ihr freigesetzt, losgescheuert, losgerissen hatten von den Nervenbahnen, den Herzkränzen und Synapsenwänden, wie immer die korrekten medizinischen Begriffe dafür lauteten, und nun in ihr nach oben schwappte, immer höher, bis an den Rand des Erträglichen.

Wortlos ließ sie ihn stehen, diesen alten Freund von T, der vielleicht sogar im selben Tennisclub spielte. Sie ließ ihn an der Brüstung zurück, ohne seinen bestürzten Ausruf hinter sich zu hören. Halbblind drängte sie durch die Menge. Weiße Hemden, weiße Röcke, weiße Kleider schlugen ihr entgegen, alle trugen Weiß, auch die Kellnerinnen, weiß wie die Unschuldsengel, die Tischtücher, der Sichtbeton und sogar die Blumentöpfe, nur sie trug Schwarz. Sie war die Einzige in Schwarz, wie sie jetzt bemerkte. Das Kleid, das ihr so lässig um Schultern, Taille und Hüfte floss, wirkte auf einmal deplatziert. Das war schließlich keine Beerdigung, das war ein fröhlicher Anlass, himmelsnah, die Feier eines Jahresbeginns, einer besseren Jahreszeit, besserer Umfragen, einer neuen Saison auch im Leben einer Bundeskanzlerin und damit der gesamten Republik. Hella schwitzte, als sie endlich einen Tisch erreichte, an dem sie sich festhalten konnte.

Die Bundeskanzlerin trug Rot. Wie ein Leuchtturm stand sie in der trüben Flut, die Hella überschwemmte.

»Berühmt für prächtige Abende!«

»Wird es früh im Jahr warm, gibt es einen langen Sommer.«

»Die alten Bauernregeln können Sie vergessen. Die Bauern übrigens auch. Die fahren ihre Trecker lieber zum Protest in die Stadt als zum Ernten auf die Felder.«

»Sie greifen vor. Sie glauben, Sie könnten von hier oben schon die Zukunft sehen.«

»Wie hoch sind wir denn?«

Mehrere Leute hatten sich in der Nähe versammelt, deren Gespräche, vom Wind getragen, Hella umwehten.

»War das dahinten *the wall*?«

»Andere Richtung.«

»*Dont get it!* Eine Mauer mitten durch Berlin!«

»Diese Perspektive muss man sich erarbeiten.«

»Überall *history*! Und dahinten, *look*, das Holocaust-Denkmal!«

»Andere Richtung.«

»Ich bin gespannt, ob sich die Kanzlerin zu den jüngsten Vorwürfen gegen sie äußern wird. Das hat ja richtig eingeschlagen.«

»Da kommt ihr Staatssekretär. Frag ihn.«

»Nein.«

»Zu schüchtern?«

»Aus dieser Perspektive hat sich mir *Der Himmel über Berlin* noch nie erschlossen. Ich muss jetzt doch ganz peinlich mal ein Foto machen.«

»Ich finde, die Kanzlerin sollte persönlich Stellung beziehen. In einer solchen Situation ist das das Mindeste.«

»Mir schwebt da ein Symposium vor. ›*Doing Sky*, die Materialität der Farben im Spiegel postkolonialer Diversitätsforschung zum Fantasy-Drama‹.«

»Das gab es schon an der Humboldt.«

»– sehr berühmt –«

»Ich war in Harvard, nicht an der Humboldt. Im Übrigen empfand ich das als Kidnapping, Ihre Doktorarbeit über Ostern lesen zu müssen.«

»Ich habe Weihnachten und Neujahr durchgearbeitet, um den Abgabetermin zu schaffen. Den hat mir Ihr Promotionskomitee aufgedrückt! Zum Schaden meiner Kinder.«

»Kinder gehören zu den Perspektiven, die man sich abgewöhnt. Im Gegensatz zu den Perspektiven, die man sich erarbeitet.«

»– auch früher schon berühmt –«

»Wir subventionieren den Bauern jede Kartoffel! Ich halte das für eine riesige Fehlentscheidung.«

»Sie sind mit der Agrarwirtschaft assoziiert?«

»Ich? Nein! Ich bin in der Autobranche.«

»Ich dachte, wir wären der Kultur wegen eingeladen.«

»Dann sind Sie aus der Kultur?«

»Ich? Nein.«

»Sind Sie die berühmte –«

»Letzte Woche hätten wir alle nicht hier sein können.« Das war die Kanzlerin. »Da hätte es uns weggepustet.«

»Meinen Sie, nach Bekanntgabe der aktuellen Wirtschaftsdaten?«

»Ich meine den Wind«, sagte die Kanzlerin. »Es war windig.«

Hella stürzte ihr Getränk hinunter. Die meisten derjenigen, die sich vor der zentralen Aussicht versammelt hatten, einer halbmondförmigen Öffnung im Sichtbeton, wussten, wer sie war. Sie kannten sie. Hella Renata Karl, als Einzige in Schwarz. Auch das noch. Sie stand nur wenige Schritte entfernt von der Kanzlerin, die sich in diesem Augenblick ein pompös belegtes Schnittchen von einem der Serviertabletts genehmigte, die die Kellnerinnen in regelmäßigen Abständen aus einer unsichtbaren Küche trugen. Sie alle wussten, dass sie es gewesen war, die die Sache mit Hochwerth ins Rollen gebracht hatte. Sie hatten auch von ihrem Ausrutscher erfahren. In allen Zeitungen war darüber berichtet worden, sogar in ihrer eigenen. Das missglückte Interview war in Dauerschleife auf den wichtigsten Sendern in voller Länge oder in Zusammenschnitten gelaufen, wieder und wieder konnte man sie sagen hören *dann bin ich wohl das beste Beispiel für eine kopflose Presse.* Und nun sagte niemand einen

Ton. Kein Wort zum neuesten Stadtgespräch. Auf Wortgefechte hatte sie sich eingestellt. Auf Anschuldigungen. Auf falsche Freundlichkeit, gut gemeinte Kommentare. Dieses stumme Ausgelöschtwerden hatte sie nicht einkalkuliert, darauf war sie nicht vorbereitet. Hellas Wangen brannten. Es war, als würde ihr von beiden Seiten ins Gesicht geschlagen. Rechts, links, rechts, links. Die Türen standen offen, nur sie wurde nicht eingelassen.

Sie trat die Flucht nach vorne an. »Frau Bundeskanzlerin«, sagte sie und platzte mitten ins Gespräch. »Frau Bundeskanzlerin, in den vergangenen zehn, fünfzehn Jahren waren Sie ein großes Vorbild für viele von uns. Eine Weichenstellerin. Sie haben das Erscheinungsbild eines Machtmenschen, sein Auftreten, sein Gebaren, entscheidend geprägt. Nein, revolutioniert! Nicht nur in Deutschland, sondern bis hoch auf europäische Ebene. Dabei hatten Sie es nicht leicht. Sie kamen von woanders, von drüben, von unten, wenn wir ehrlich sind. Aber Sie haben sich gegen alle Widrigkeiten zur Wehr gesetzt. Sie haben sich durchgebissen. Auf weise Weise. Wie eine Wölfin! Eine Walküre. Eine wackere Weltenwandlerin. Eine wehrhafte Wespe. Eine *whitch*. Eine Www–« Erschöpft brach Hella ab.

Die Kanzlerin lächelte. »In der Ruhe liegt die Kraft«, hörte Hella sie sagen, während sich der Platz unter der Mondsichel leerte. Die Gruppe löste sich auf, wie im Zeitraffer, nicht einer nach dem anderen, sondern so, als hätte eine einzige Bewegung sie alle gemeinsam abgeräumt. Nur sie und die Kanzlerin blieben zurück. Bis der kulturelle Berater die Kanzlerin sacht am Arm berührte, um daran zu erinnern, dass sie hier nicht länger bleiben konnte.

Hella nahm das Glas, das leer war, und stellte es zurück.

Es war leer um sie geworden.

Am anderen Ende der Terrasse erspähte sie eine alte Schriftstellerin. Die Schriftstellerin war seit kurzem in aller Munde. Ihr neuestes Werk wurde in den Feuilletons gefeiert, nachdem sie die letzten fünfzig Jahre in Vergessenheit verbracht hatte, in der Versenkung. Erst ignoriert und belächelt, dann bewundert und hofiert; wie sich so ein Leben lebte, hätte Hella gern gewusst. Wie es sich auf umgekehrte Weise leben sollte, war ihr gänzlich unvorstellbar.

Kurz darauf standen sie sich gegenüber.

Auf dem Weg zur Toilette hatte Hella im Empfangszimmer zwischen Fahrstühlen und Dachterrasse gezögert. Sie war vor einem Kühlschrank stehen geblieben. Sie starrte die Getränke an. Reihenweise Wasserflaschen. Leises Wasser. Lautes Wasser.

Die Schriftstellerin gab ihr die Hand. »Haben Sie in letzter Zeit etwas Gutes gelesen?«

Hella konnte sich keines Titels von literarischer Qualität entsinnen. Sie konnte sich auf überhaupt keinen Titel besinnen. Oder auf irgendetwas. In letzter Zeit hatte sie hauptsächlich Sachbücher und Artikel ihrer Kollegen gelesen.

»Lucia Berlin bewundere ich sehr«, sagte die Schriftstellerin. »Ich lese sie gern. Von hinten.«

»Wieso tragen Sie Weiß?«, sagte Hella. Von Lucia Berlin hatte sie nie gehört. »Ist weiß nicht zu früh für diese Jahreszeit? Oder ist das der Dresscode? Gab es einen Dresscode?«

»Joan Didion liebe ich auch«, sagte die Schriftstellerin. »Sie ist sehr gut von hinten.«

»Sie lesen die Bücher von hinten?«

»Selbstverständlich«, sagte die alte Dame und kramte in ihrer alten, zerschundenen Handtasche. »Mich interessiert, wie sie es machen. Wie sie es ordnen. Wie sie es in den Griff bekommen.«

»Geht der Inhalt von hinten nicht verloren?«

»Der Inhalt ist mir egal.«

Auch an den Namen der Schriftstellerin vermochte Hella, sich nicht zu erinnern.

»Der Inhalt lenkt vom Eigentlichen ab.«

»Das ist leicht zu begreifen.«

Die alte Dame hob den Kopf.

»Doch, das ist leicht«, sagte Hella noch mal. »Das ist mit dem Leben nicht anders. Man muss es in den Griff bekommen. Darum geht es. Das Leben in den Griff zu bekommen. Die Inhalte wiederholen sich. Liebe, Verrat und Tod.«

Die alte Dame legte Hella eine Hand auf den Unterarm und schaute sie aus milden, alterstrüben Augen an. »Jedenfalls sind Sie eine gute Journalistin. Doch. Das sind Sie.«

Sie sagte das herzlich, im Tonfall robuster Zugewandtheit. Sie schien es ganz aufrichtig zu meinen. Da war keine Ironie, nur eine Freundlichkeit, die Hella tief erwischte. Sie schaute zu Boden. Eine solche Wärme war nur unter den Ostfrauen der ältesten Generation zu finden. Sie würde mit ihnen aussterben, dachte Hella. Diese Frauen hatten die Härte des Lebens in eine vernarbte Güte verwandelt. Das war beneidenswert. Und traurig. Und es war das Einzige, das an so einem Abend vor dem endgültigen Absturz bewahrte. Wie eine warme Lauge breitete sich das gütige Lob in den Nervenbahnen aus.

Dass die Güte der alten Dame sie dazu hatte bringen sollen, ihr über die App auf ihrem Handy eine Heimfahrt zu buchen, ging Hella erst hinterher auf, nachdem sie gemeinsam mit dem großen grünen Fahrstuhl geräuschlos ins Erdgeschoss geglitten waren und sich die alte Dame, ohne sich zu verabschieden, hilfesuchend an den Pförtner gewandt hatte. Hella konnte nichts mehr für sie tun. Manchmal, dachte sie draußen in der Kühle der Berliner Nacht, war es besser, direkt um Hilfe zu bitten.

Kurz: Das Leben schien Hella zu entgleiten. Was in den Bereich jener Phänomene gehörte, die schwer zu begreifen waren.

SECHS

Nach dem Aufstehen hatte sie geduscht. Sie war ans Ufer gegangen und dort eine Stunde spaziert. Sie hatte mit ihrer Autoversicherung telefoniert und eine Radiologiepraxis angerufen, um ein Mammographie-Screening zu vereinbaren. Anrufe hatte sie abgewiesen. Auf der Glienicker Brücke war sie stehen geblieben und hatte lange ins Wasser geschaut. Die Sonne hing blass an einem diesigen Himmel. Auf dem Rückweg war die Katze des Nachbarn beim Versuch, sie zu streicheln, unter ihrer Hand weggesprungen.

Dann war es Mittag, und Hella war müde.

Die Zeitung lag ungelesen auf dem Küchentisch. Da das Fenster offen stand, war das Anfahren einer S-Bahn zu hören. Der Ostwind trug die Bahngeräusche herüber, das Signal zum Türenschließen, das Leiern des anfahrenden Motors, das Pfeifen der Schienen. Alle zehn Minuten fuhr eine Bahn. Unaufhörlich herrschte Betrieb. Menschen waren auf Achse. Rotierten, rotierten, rotierten.

Hella stellte die Espressokanne auf den Herd und zog ihre rutschende Hose hoch. Sie aß schlecht in letzter Zeit. Normalerweise wäre sie um diese Uhrzeit zum Lunch gegangen, hätte sich im Borchardt mit Sunder oder einem anderen Kollegen getroffen, im Feinkostladen in der Friedrichstraße ein Sandwich mit gegrilltem Gemüse gegessen oder mit Edith in der Kantine zerkochten Lachs. Doch sie hatte keinen Hunger. Nicht einmal beim Fest der Kanzlerin hatte sie etwas essen können. Keines der pompösen Schnittchen hatte sie probiert. Das wäre ihr früher nie passiert. Sie war eine gute Esserin, Hella Renata Karl. Fingerfood aus dem Bundeskanzleramt hätte sie sich nicht entgehen lassen. Zumal sie mit ihrem Steuergeld dafür bezahlte.

Der Espresso sprudelte durch, und sie goss ihn in den Keramikbecher, eine schwarze ölige Brühe. Geistesabwesend fuhr sie mit den Fingerspitzen über die Vertiefung in der Glasur. *Själsö. Seeleninsel. Insel der Seele.* Doch seelisches Zur-Ruhe-Kommen war ihr nicht vergönnt. Was sie T zu verdanken hatte.

T. Erster Buchstabe des Vornamens. Siebtletzter Buchstabe im Alphabet. Mehr würde wohl kaum von ihm bleiben. Alles andere würde sie aussortieren. Buchstabe für Buchstabe. Und mit dem vollen Namen würde auch die Erinnerung an ihn getilgt. So machte man das. So würde sie das jedenfalls machen, denn den Willen, den es dazu brauchte, besaß sie noch. Hella schnallte den Gürtel zwei Löcher fester.

Ihr Mann hatte keine Nachricht hinterlassen. Keine SMS geschickt. Seit gestern war kein Lebenszeichen mehr von ihm gekommen. Die Straße vor dem Grundstück lag da wie ausgestorben. Pappelblüten flogen durch die Luft. Auch der Garten lag verödet in der Sonne, das Haus war leer. In der Bettwäsche, die heiße Bilder in ihm hatte wecken sollen, hatte sie geschlafen. Allein. Sie stürzte den Kaffee hinunter. Dann ging sie in den Flur und nahm die robuste Gartenjacke vom Haken, die T zur Brombeerernte trug, um sich vor den scharfen Stacheln zu schützen. Die Jacke war so groß, dass Hella fast darin verschwand.

Gut so. Er rührte sie, dieser Gedanke zu verschwinden. Abzudanken. Nicht mehr da zu sein. Vom Erdboden verschluckt. Wie einfach das war. Wie unterkomplex und befriedigend. Ein archaischer Impuls, hinter dem das Ansinnen von Rache und Vergeltung steckte. *Starker Auftritt von T. Als er nach Hause kam und mich tot auf dem Boden liegend fand, packte ihn die Reue. Angst und Schuldgefühle ließen ihn schlottern. Noch im Flur brach er über mir zusammen. Erst vom Schnaps des Nachbarn kam er wieder zu sich.* Hochwerth hatte diesem Impuls schlau nachgegeben. Wie geschickt er sich verhalten hatte, indem er verschwand, war ein Gedanke, der Hella nicht zum ersten Mal kam.

Sie nahm die Crocs aus der Kiste. Draußen knirschte der Kies, das Gartentor fiel zu. Sie wollte sich bücken, um die Crocs anzuziehen, als der Schlüssel ins Schloss fuhr.

»Vorsicht!« Die Haustür verfehlte sie um Haaresbreite. »Was ist denn los? Ist was passiert?«

»Wieso?«

»Heute ist Donnerstag«, sagte Hella irritiert. »Was machst du hier?«

»Ich komme nach Hause.«

»Das sehe ich.«

»Was glaubst du zu sehen, Hella?«

T stand vor ihr. Sein schiefes Lächeln im Gesicht, der schöne Mund halboffen. Ihr wurde klar, dass sie die Situation noch immer nicht erfasste. Und dann machte sie die furchtbare Feststellung, dass er sich nicht verändert hatte. Er war wie alle Tage.

»Du siehst müde aus. Und dein Hemd ist falsch geknöpft.«

»Ja?«

»Hatte sie keine Zeit, dich heute Morgen richtig anzuziehen?«

T, die Hand am Hemd, hielt inne. »Auch wenn das Personalpronomen im Plural stehen würde, hätte dein Satz keinen Sinn.«

»Dann sind es gleich zwei Püppchen?«

»Der Plural, Hella, beginnt zwar bei zwei. Er hört da aber nicht auf.«

»Deine Vorstellung von einem erotischen Abenteuer ist ziemlich grotesk.«

Er lächelte. »Meine Vorstellung von einem Abenteuer ist nicht erotisch.«

»Ich weiß. Du spielst bloß Tennis.«

»So ist es.«

»Das war ein Witz. Ironie.«

»Deine Vorstellung von Ironie ist ziemlich lahm.«

»Zerbrich dir nicht den Kopf darüber. Heb ihn dir auf für deine zwei Püppchen.«

Hella stand in Socken und der viel zu großen Jacke vor ihm im Flur. Am Morgen war sie nur schwer aus den Federn gekommen. Der Nacken hatte sich in der Nacht mit starken Schmerzen bemerkbar gemacht. Und als ihr Mann sie zur Seite schob, um sich vorbeizudrängen, sein Aftershave, sein fester Schritt, der ganze begehrte Mensch, und die Treppe hinauf zum Bad ging, kehrten die Schmerzen zurück. Sie sah seinen perfekt frisierten Hinterkopf, den ausrasierten Nacken. Zwölf Millimeter, so lautete seine Anweisung für den Friseur. Länger durften die Haare nicht sein, damit das zärtliche Kreisen ihrer Finger am Schädel schön zu spüren war. Sie spürte jedes Mal den Wirbel rechts oben.

T ging ins Bad, und Hella holte, wie aus einer Schraubzwinge entlassen, Luft. Kurz überkam sie der Gedanke, so viel Unglück nicht verdient zu haben. Dann floh sie aus dem Haus. Sie ging zum Schuppen, wo die Gartengeräte aufbewahrt waren, auch die Gartenschere, die große Baumschere mit den Teleskoparmen, die man auf fünf verschiedene Längen einstellen konnte. Es wurde höchste Zeit, dass sie sich nützlich machte. Wenn es schlimm kommt, hatte ihr Großvater gesagt, kannst du dich immer noch nützlich machen. Das bleibt dir. Mit dieser Devise, der Hella jetzt gern folgen wollte, hatte er es immerhin durch zwei Weltkriege geschafft.

Sie trug die Schere in den hinteren Teil des Gartens und ging auf die Brombeerbüsche los. Alles war verwildert. Die groben scharfen Stacheln saßen fett und regelmäßig an den dicken Ranken, die sich verfilzt und ineinander verhakt hatten, und Hella fing an, wahllos zu wüten, schnitt mitten hinein in das Gestrüpp, das schon blühte.

T bemerkte sie erst, als er ihre Schulter berührte. Sie stieß einen gellenden Schrei aus.

Er strich beruhigend über ihren Oberarm. »Jetzt ist nicht die Zeit, die Brombeeren zu verschneiden«, sagte er sanft.

»Wann dann?«, sagte Hella.

»Nicht jetzt.«

»Dieses Gestrüpp gehört schon lange verschnitten.«

»Hella. Ich muss mit dir reden.«

»Zwölf Millimeter? Was meinst du, ist das noch zu viel?«

T nahm ihr die Gartenschere aus der Hand und legte sie ins Gras. »Was ich dir jetzt sage, ist nicht ganz einfach für mich. Ich war gestern in einem Kloster. In einem Zisterzienserkloster, um genau zu sein, 13. Jahrhundert.

Dort gab es so was wie eine Weihe. Ein großes Ritual. Mit allem Drum und Dran. Das hat mich zu einem anderen gemacht.«

»Sieh an.«

»Hör mir zu, Hella.«

»Ich vermute, du musstest dein Telefon wegen der gefährlichen Strahlung in eine Blechdose legen und hattest Telefonverbot.«

»Ja. Die Telefone haben sie uns abgenommen.« T schaute nach unten auf die Gartenschere. »Tut mir leid.« Er mied ihren Blick, was Hella wie durch dicken Nebel registrierte. »Hast du dich nie gefragt, ob dir in deinem Leben etwas fehlt? Etwas, das Sinn macht? Etwas von, wie soll ich sagen, höherer Bedeutung? Das müsste doch in unser aller Leben existieren, oder nicht. Ich habe mich das in letzter Zeit oft gefragt. Auch in Bezug auf uns.«

»Merkst du, wie bizarr du klingst?«

»Jedenfalls habe ich die letzte Nacht dort verbracht, in diesem Kloster«, sagte T. »Und da gehöre ich jetzt hin, verstehst du? Wir haben gute Gespräche.«

»Vor oder nach dem Fick?«

»Wir sind viele, Hella, ganz unterschiedliche Leute. Die Sehnsucht nach dem Verborgenen verbindet uns. Wir können über alles reden. Und nicht nur das. Sie zeigen mir auch, wie viel ich noch zu lernen habe.«

Hella nahm die Gartenschere aus dem Gras.

»Geheime Lehren, Brauchtümer, Riten, Zeremonien. Unsereiner ist ohne jedes Mysterium aufgewachsen! Ich hatte keine Ahnung, wie sehr mir das fehlt. Ein riesiger Sinnverlust. Diesen Verlust möchte ich bearbeiten, indem ich mir das alte verborgene Wissen zurückhole.«

»Dir zuzuhören, ist ungeheuer inspirierend.«

»Was ich sagen will: Rechne nicht länger mit mir.«

»Bisschen extrem, dein plötzlicher Lebenswandel, findest du nicht?« Hella versuchte, sich zu konzentrieren. Aber alles, was sie wahrnahm, waren die Stacheln der Brombeeren, die mit ihrer Spitze senkrecht in den äußeren Fasern der Jacke steckten. »Was für eine ausgefuchste Geschichte. Nur, weil du Angst hast, mir zu sagen, dass dein Schwanz sich woandershin verirrt hat? Da solltest du mich besser kennen.«

»Du bist es, Hella, die alles verkennt. Das Leben ist kein Pussylecken. Manchmal geht es um mehr als Sex.«

»Wirklich kultig. Alle Achtung.«

»Kultisch«, sagte T. »Das abgeleitete Adjektiv ist kultisch.«

»Ich weiß, was das abgeleitete Adjektiv ist.«

Tausende Stacheln steckten in der Jacke fest, sie sah aus wie gespickt.

»Wenn du ehrlich bist«, sagte T, bevor er zurück zum Haus ging, »war das mit uns schon lange nichts mehr.«

Hella ging ihm nach. Er hatte den Koffer aufs Bett geworfen, beide Schranktüren standen offen.

»Ehrlich«, sagte sie. »Ehrlich bin ich immer gewesen. Das kannst du mir nicht vorwerfen.«

Er schwieg.

»Hast du es jetzt so eilig, dass du nicht mal fünf Minuten mit mir reden kannst? Ist das alles, was ich deiner Meinung nach verdiene?«

Er reagierte nicht. Auch zur Bettwäsche sagte er nichts. Es hatte sie womöglich gar nicht bemerkt.

»Das ist deine Liebe also wert. Und gerade wolltest du noch ein Kind mit mir. Wann war das, letztes Jahr? Vorletztes?«

Eine Spannung straffte seinen Körper. Auch sein Gesicht war angespannt, erhitzt, ein Feuer, das ihn von innen flackern ließ.

»Du bist zu alt für ein Kind, Hella.«

Fiebrig wühlte er in seiner Unterwäsche. Wahrscheinlich suchte er die besten Stücke aus, dachte sie, den Hip-String, den er für sie schon lange nicht mehr trug, oder die halbtransparente Hotpants, eines ihrer Geschenke aus Anfangstagen, die seinen Schwanz in große schwarze Blumen aus Spitze hüllte. Rosen. Er konnte so etwas tragen. T. Ihr Mann. Er traute sich das, er hatte den richtigen Körper für die gewagteren Männer-Dessous einer ganz bestimmten Internetseite. T. Den sie sich nehmen wollte. Den sie auf diesem Bett zwischen den goldenen Vögeln haben wollte. Sie wollte ihn herumdrehen, am Arm zu sich herumreißen, damit er sie ansah. Sie wollte sich vor ihn knien und seine Hose aufmachen, um die Härte unter den schwarzen Rosen an ihrer Wange, ihrem Mund zu spüren, die ganze Kraft, das Feuer dieses schönsten Mannes, den sie je geliebt hatte. Der jetzt ihr Ex-Mann war.

Über Nacht war er dazu geworden. Ohne jede Vorbereitung, ohne Ankündigung, sie hatte nicht die geringste Ahnung gehabt. Das musste sie zugeben. Diese Niederlage gestand sich Hella ein, als sie ihr Gesicht im Schlafzimmerspiegel sah, ein zerfurchtes, zerpflügtes Gesicht. Zu viele hatten es angeschaut. Es war alt. Sie hatte sich an diesem Morgen nicht geschminkt. Auch der Spiegel war alt. Dunkle Stellen befleckten seine Ränder. Es war ein Spiegel, der noch ihre Großeltern kannte. Und schon ihre Großeltern hatten ihn geerbt. Es war ein Spiegel, dem sie vertraute. Der einer Zeit entstammte, in der sie ein Kind gewesen war und noch niemanden getötet hatte.

Auf dem Hof an der Elbe hatte er neben der Garderobe über schmutzigen Stallstiefeln und Filzlatschen gehangen. Jeden Morgen hatte ihr Großvater in diesen Spiegel gesehen, nicht, um sich zu betrachten, sondern als Gruß, als ein Guten Morgen! an den, der ihm so tatkräftig entgegenschaute, bevor er raus aufs Feld gegangen war, zu Rüben und Kohl. Kraut und Rüben, wie er gern gesagt hatte. Hella kam es vor, als blicke ihr Großvater sie aus den Tiefen der Spiegelungen an. Als grüße er mit seinem morgendlichen Gruß nun sie. Als gäbe er ihr einen Schubs mit den Augen. Und vielleicht war es dieser Anblick, dieser Schubs, der eine Regung in ihr weckte. Vielleicht hob das Aufblitzen der Tatkraft in Hella eine entscheidende Erkenntnis aus dem Nebel.

Das dachte Hella später, als sie schon in ihrem Arbeitszimmer war.

Die Tragweite der Erkenntnis erfasste sie ohne langes Rätselraten. Mit einem Schlag war Hella hellwach.

Ich hatte noch nie Ehrfurcht vor der Presse. So hatte Hochwerth das gesagt, damals auf der Schloßbrücke. Wie eine Drohung hatte er ihr diesen Satz entgegengeschleudert. Dieser Mann war kein Duckmäuserich. Er nahm sich nicht wegen einer Schlagzeile das Leben. Die Schlagzeile hatte vielmehr die Kampfeslust aus ihm herausgekitzelt. Den schlechten Ruf hatte er sich lange vorher eingehandelt. Er war daran gewöhnt, mit Dreck beworfen zu werden, hatte Elefantenhaut, einen Pferdemagen, war fuchsschlau, rattenschnell, bärenstark und besaß die Tapferkeit eines Esels.

Einen wie Hochwerth brachte nur eines zu Fall. Der Verrat des Menschen, den er liebte.

Hella fuhr den Laptop hoch.

Von einem Bariton war die Rede gewesen. Sie erinnerte sich. Der Bariton, mit dem Patrizia Mingo gutgelaunt ins Aria kam. Hübsch, heiter und gut angezogen. Slowenisch, slowakisch, jedenfalls ein slawischer Hintergrund. Die Restaurantchefin hatte am Telefon darüber informiert. Ihre Andeutung hatte Hella zwar registriert, aber in der Eile wieder vergessen. Jetzt griff sie zu ihrem Handy. Routiniert wischte sie alte Seiten weg und ging direkt zu den Sprachmemos. Dort war das Telefongespräch gespeichert, die seltsame Sprache dieser seltsamen Leute am Ende der Welt. Die Arme auf der Schreibtischplatte, den Oberkörper vorgebeugt, wobei die Tischkante gegen ihre Brüste drückte, versuchte Hella, ein Wort vom anderen zu unterscheiden. Fehlte nur, dass sie in den Apparat hineinkroch, dachte sie spöttisch. Euphorie erfasste sie. *She was animated, when she was with him – She virtually flourished!* Mehrmals wischte sie den laufenden Strich der Aufnahme zurück. *She virtually flourished! The two of them were such a lovely* – Trotz wiederholten Hörens blieb das Wort an dieser Stelle unverständlich. Aber auch die Notizen hatte Hella noch. Sie waren noch da, leserlich, recht groß geschrieben. *Aufgeblüht, lebhaft, Dessert bestellt, Gute-Nacht-Lied*, hatte sie notiert, gemäß Sellims Übersetzung.

Hella schreckte auf, als die Sonne grell das Zimmer traf. Über dem See hatte sich ein Wolkenband gelöst. Das Licht fiel jetzt ungetrübt vom Himmel und hatte im Weinlaub vor dem Fenster ein grünes Leuchten entfacht. Hella sah vom Fenster weg. Sie konzentrierte sich aufs Bleistiftanspitzen. Sie war versucht, sofort mit dem Schreiben anzufangen. Ein Einspalter konnte daraus werden, ein Kommentar, eine Kolumne.

Sie entwarf eine Skizze des tödlichen Abends. Ein voller Saal. Ausverkaufte Vorstellung. Beide Kinder im Parkett, Hochwerth hinter der Bühne. Er küsst seine Frau, toi, toi, toi. Dann eilt die Mingo davon, um unter tosendem Applaus vors Publikum zu treten. Die Geigen setzen ein. Hochwerth in der Garderobe stellt den Lautsprecher ab. Backstage wird es still. Er sitzt allein im Sessel, während seine Frau die *Casta Diva* singt. Am anderen Ende der Welt, an das er ihr nachgereist ist. Weil er Zeit hat. Endlich Zeit. Einen Tag seines Lebens nah am Himmel gibt er dafür dran, eine ganze Liebe aufzuholen. Denn sie sehen sich selten, sie hier, er da, verlorene Tage einer langen Ehe. Er liebt sie noch, er sehnt sich nach ihr. Er braucht nach diesen harten Wochen ihre Zärtlichkeit. Doch auch der Himmel gehört zur Erde. Auf der Bühne singt der Bariton. Er singt phantastisch. Er übertrifft sich selbst. Beim Schlussapplaus halten die beiden Händchen. Hochwerth sieht es vor sich, es dauert noch, ehe die Tabletten wirken. Händchen, die vor dem Auftritt in ihrem Höschen waren. Niemand hatte ihn gewarnt. Niemand hatte angerufen, niemand getextet. Keiner kennt ihn hier, am anderen Ende der Welt. In Down Under gilt alle Sympathie der Mingo. Alle haben ihre Rollen gespielt, und er hat jetzt seine. Er ist der gehörnte Ehemann, der Verzweifelte, Verschmähte, der den Tod als letzten Ausweg umarmt. Der Trost in ruchloser Rache sucht. Er sieht in den Spiegel, und das bestürzte, schmerzverzerrte, reuevolle Gesicht seiner Frau schaut zu ihm zurück, ihre gebrochene Gestalt inmitten herabrauschender Inkalilien, worauf er sich, zutiefst befriedigt, den Todesstoß versetzt. Ein triumphaler Tod. Ein Tod im Taumel eines Sieges. Und doch langwierig. Quälend langsam hatte kurz vor seinem Ableben die Uhr getickt, dachte Hella Karl nun, da sie alles vor sich sah.

»Hella? Ich geh dann.« Das war T. »Wenn du das Rad brauchst, nimm es ruhig.«

Die Tür von Hellas Arbeitszimmer stand offen. Sie hatte vergessen, sie zuzumachen. Sie stand offen, während T unten im Haus beschäftigt war. Sie konnte ihn hören. Er machte Lärm. Eine Schranktür schlug zu, die Rollen eines Koffers eierten über die Fliesen, ein Verschluss schnappte so laut, dass er nur mit Kraft zugeschlagen worden sein konnte. Schließlich Schlüsselgeklimper. Da sprang Hella auf. Beinahe, dachte sie panisch, hätte sie noch seinen Abschied verpasst. Durch das Fenster sah sie seinen Koffer unten auf dem Kies.

»Du kannst natürlich erst mal hierbleiben«, rief er zu ihr hoch. »Darüber reden wir noch.«

Er trat vor die Tür, da ließ die Panik nach. Zwei Taschen hatte er dabei, den Koffer und den Tennisrucksack. Von oben wirkte alles kleiner. Sein Gepäck, auch der Kiesweg, über den er ging, schienen geschrumpft. T, dieser Eindruck blieb nicht aus, war ebenfalls kleiner geworden. Er war auf der Wichtigkeitsskala nach unten gerutscht. Hella spürte den Schock in den Knochen, und doch, das überraschte sie, hatte Ts Abgang an Brisanz verloren. *Brachte ihn bis ans Gartentor, war aber längst mit anderem befasst. Sah ihm nicht mal nach, als er wie ein begossener Pudel zur Bushaltestelle trabte.*

Sie ging vom Fenster weg und kehrte zurück an die Arbeit. Solange es keine Beweise gab, würde sie mit Bleistift und Radiergummi hantieren. Doch die Lage hatte sich geändert. Der Wind, besserte sie nach, hatte sich gedreht und blies nun leicht von hinten. Er blies zu ihren Gunsten. Denn erwiese sich ihre Witterung als wahr, und davon war sie mit jeder Sekunde überzeugter, wäre sie gerettet. Rehabilitiert. Sie wäre wieder unbelastet. Die Schmücke müsste sich entschuldigen. Die Geschäftsleitung ihr endlich Achtung zollen. Vielleicht fiel sogar eine Entschädigungszahlung an.

Warum ihr das nicht früher aufgegangen war, blieb rätselhaft. Der Bariton, das Drama, die anspielungsreiche Auskunft der Restaurantchefin. Hochwerth war ein eingefleischter Regisseur, ein kühler Rechner, vertraut mit den Effekten der Grausamkeit. Das Puzzle fügte sich von selbst zusammen. Als Szenerie hatte er sich eines der schönsten Opernhäuser der Welt ausgesucht, Zeitpunkt und Ambiente genau kalkuliert. Die mentale Verfasstheit seiner Frau in solchen Momenten kannte er in- und auswendig. Ein Unglück inmitten rauschenden Erfolgs; nichts prägte sich schärfer ein. Welcher Absturz konnte tragischer sein. Die Inszenierung war durchdacht bis hin zur Wirkungsdauer der Tabletten. Und hatte der Manager nicht gesagt, Hochwerth habe seiner Frau am verhängnisvollen Abend noch erklärt, er freue sich auf das Känguru-Tatar? War das nicht ein brillanter dramaturgischer Kniff, eine ganz besondere Gemeinheit? Zumal das der Mingo auf hintersinnige Weise vermittelte, dass er Kenntnis hatte von ihren erotischen Ausschweifungen im Aria. Ein Hinweis, der ihr nicht sofort verständlich werden konnte, während der gesamten zweieinhalbstündigen Vorstellung jedenfalls nicht, der aber dann, inmitten orangeroter Blüten, wirkte wie ein langsames Gift.

Alle Informationen hatten offen zutage gelegen. Und doch. Und doch, dachte Hella. Die innere Logik hatte sich ihr nicht erschlossen. Allerdings schien sich momentan vieles der Logik zu verschließen. Die Ereignisse fanden eher wie in einem Wirbel statt. Wie Kraut und Rüben. Weshalb nicht ausgeschlossen war, und dieser Einfall stimmte Hella beinahe heiter, dass T in ein paar Tagen zurückkam. Zwei Püppchen konnten einem Mann, selbst einem seines Alters, schnell die Kräfte rauben. Schon hätte es sich ausgefickt.

Im Bewusstsein eines Coups brachte sie ihren Schreibtisch in Ordnung. Räumte Nagellack und die Austernschale in den Schrank, die sie als Andenken an ein teures Abendessen mit T aufbewahrte. Leerte den Anspitzer über dem Papierkorb aus. Stellte zwei Bücher zurück. Fegte ein Weinglas auf, das bei einem Wutanfall am Wochenende gegen die Wand geflogen war. Auch die Anstecknadel fand sich dort im Scherbenhaufen, das Hufeisen aus blauem Glas. Sie legte es vorübergehend aufs Fensterbrett. Mit einem feuchten Abschminktuch, das sie der Handtasche entnahm, wischte sie die Schreibtischplatte ab. Sie schrieb noch nichts. Sie würde später schreiben.

Coup, das wusste sie, kam aus dem Lateinischen. Das Wort ging auf den Faustschlag, die Ohrfeige zurück. Der gesamten öffentlichen Meinung würde sie eine Ohrfeige erteilen. Eine Klatsche. Einige Leute würden abgewatscht. An Sellim wollte sie nicht denken, nur fiel er ihr als Erster ein. An der Ohrfeige jedenfalls würde ihre geschundene Seele gesunden, doch, so vermessen wollte sie das sagen. Sie konnte den Schlamassel endlich hinter sich lassen. Abhaken. Ad acta legen. Sie würde wieder arbeiten können, vielleicht sogar auf ihrem alten Posten. An Themen mangelte es nicht. Ihr schwebte schon ein neues Thema vor. Die blaue Anstecknadel reizte sie. Irgendetwas, sagte ihr Instinkt, stimmte damit nicht. Vielleicht lohnte sich ein zweiter Blick. Die Zusammenkünfte bei den Mantaus hatten investigative Energie verdient. Sie würde sich nicht einmal einschleusen müssen. Das Hufeisen aus Glas legitimierte sie.

Als Hella mit dem Aufräumen fertig war, nahm sie im Haus eine neue Stille wahr. Die Stille war gewachsen, bemerkte sie im Flur. Die Wände dehnten sich. Staub tanzte durch das leere Licht. Zum Wohnzimmer stand die Tür offen.

T hatte auch Geräusche und Gerüche mitgenommen.

Wenn das Leben still wird, fehlt mir T. Wenn T still wird, fehlt mir das Leben.

Entschlossen setzte Hella ihre Sonnenbrille auf und trat zum wiederholten Mal an diesem folgenreichen Donnerstag hinaus in den duftenden Mai. Die Vögel jubilierten. An den Johannisbeerbüschen hingen erste grüne Trauben. Auch sie verfrüht. Werden und Vergehen waren außer Kontrolle geraten. Vieles, dachte Hella, mochte außer Kontrolle geraten sein. Der Zeitgeist. Das soziale Miteinander. Die Jahreszeiten, die Natur. Ts Männlichkeit. Die zuallererst. Nur sie selbst war wieder im Einklang mit dem Lauf der Dinge.

Was nicht zwangsläufig hieß, dass sie auf ihren alten Posten zurückwollte. Denn Stolz besaß sie, Hella Renata Karl, den ließ sie sich nicht nehmen. Sie hatte viel erreicht. Mehr als die meisten von sich behaupten konnten. Edith zum Beispiel, die kleine Klette. Dann fiel ihr ein, dass Edith nützlich war. Edith würde beim Beweisesammeln helfen müssen. Denn jemand hatte Hochwerth die Affäre seiner Frau sicherlich gesteckt. Jemand vor Ort. Möglicherweise hatte er Indizien gesammelt, und weitere Menschen wussten davon. Doch ohne Englisch war Hella aufgeschmissen. Sellim konnte sie nicht einweihen. Wollte sie nicht. Hätte sie nie im Leben gemacht. Ausgeschlossen, befand Hella und brachte die Gartenschere in den Schuppen, die sie vor Stunden im Gras liegen gelassen hatte.

Am Zaun stand ein Fasan. Ein schönes Tier. Die Federn am Hals zeigten ein blaugrünes Schillern, und sein Auge war durch den Maschendraht direkt auf sie gerichtet. Er war nicht scheu. Er schien keine Angst zu haben.

Die Mingo einen Lover?«, sagte Edith am Telefon. »Niemals. Das glaube ich nicht.«

»Du traust den Menschen nichts zu, Edith.«

»Dass sie zu so was fähig ist?«

»Nichts daran ist ungewöhnlich.«

»Aber das wäre doch rausgekommen!«

»Es kommt gerade raus.«

»Das ist ja«, sagte Edith. »Das wäre für dich –, das würde alles ändern!«

»Deshalb müsstest du mir bitte helfen. Ich kann mich in der Redaktion nicht sehen lassen, das weißt du. Mein E-Mail-Zugang ist gesperrt.«

»Haben sie das wirklich gemacht?«

»Tu nicht so. Geh in die Redaktion. Finde raus, was du rausfinden kannst. Der Bariton wird unter den Solisten Feinde haben. Irgendein Bühnentechniker hat immer was gesehen. Irgendein Kellner was gehört. Schreib dir alles auf, schneide alles mit. Notiere dir jede Unregelmäßigkeit. Vielleicht hat Hochwerth doch einen Abschiedsbrief hinterlassen. Eine kleine Notiz. Wo ist diese Notiz?

Ich habe außerdem eine Liste mit Nummern zusammengestellt, die du für mich bitte abtelefonieren müsstest. Ich schick sie dir als SMS auf dein Handy.«

»Du bist also das Spionagehauptquartier und ich deine Agentin im Außendienst?« Edith klang jetzt übermütig.

»Wenn dir das Freude bereitet.« Hella unterdrückte ein kleines Genervtsein. »Achte bitte darauf, dass du bei den Recherchen unbeobachtet bist.«

»Aber Hella, eines verstehe ich nicht. Anrufen kannst du doch selber?«

»Wenn sie mitkriegen, wer ich bin, werden sie mir bestimmt bereitwillig Auskunft geben.«

»Da hast du sicher recht.« Edith klang nicht überzeugt, schien aber in Gedanken schon bei ihrem Auftrag zu sein. Erleichtert legte Hella auf.

Noch am selben Tag kontaktierte sie den Manager. Er kam aus Bielefeld, er sprach ein astreines Deutsch.

Warum man ihn dauernd mit der Frage nach einem Abschiedsbrief belästige? Ob sie überhaupt wisse, wie spät es sei? Warum niemand nach seinen Sorgen frage, die gesamte Jahresplanung sei den Bach runtergegangen und das Budget sowieso im Eimer. Hella registrierte, dass er gern mit Redewendungen hantierte, was ihr sympathisch war. Wer ihn denn mit dieser Frage belästige, wollte sie wissen. Leute wie sie, sagte der Manager, die nervtötende Presse. Und dann einer der Sängerkollegen, dieser *nice guy* von Bariton. Erst gestern habe der ihn wieder deswegen gelöchert. Er sei hier aber kein Auskunftsbüro zu toten Ehemännern.

Das Wochenende versprach, aufschlussreich zu werden.

Am Samstag, als Hella, noch im Nachthemd, in der Küche Frühstück machte, rutschte ihr beim Aufdrehen des Wasserhahns das Besteck aus der Hand. Es fiel klappernd auf die Fliesen. Eine Schwere fuhr ihr in die Glieder, die sie am Spülbecken einknicken ließ. Sie stützte die Hände auf den Beckenrand. Die Muskeln gaben nach und entließen ein Stöhnen, auf das keine Antwort kam, das sie zu unterdrücken suchte, nur, um das Stöhnen noch einmal zu hören, dem nichts die Kraft nahm, das auch im Verstummen nicht aufhörte, und als es von niemandem aufgefangen wurde, drückte sein schieres Gewicht sie nieder auf einen Stuhl, auf dem sie schlapp und starr sitzenblieb.

Eine solche Trostlosigkeit hatte sie ergriffen, dass sie nicht einmal die Milch auf dem Herd ausstellen konnte. Die Milch kochte über und verbrannte auf der Platte zu schwarzen stinkenden Kratern.

»Es ist neun Uhr«, hörte sie nach einer langen Weile. »rbb Kultur. Die Nachrichten. Die USA –« Der Nachbar hatte wie jeden Morgen sein Radio eingeschaltet und mit in den Garten genommen. Er schien jetzt nah am Zaun in seinen Beeten zu graben. Hella saß auf dem Stuhl an der Wand, neben dem gekippten Fenster. Die Wand war weiß, die Winterkälte hing noch im Gestein. In einer Fernsehreportage über Südamerika hatte sie gesehen, wie ein Mensch als Opfergabe lebend in die Grundmauern eines Hauses einzementiert wurde. Man machte ihn betrunken und versenkte ihn im steinernen Verlies. Das sollte den künftigen Bewohnern Glück bringen. In welchem Land das Glück aus den Qualen des Getöteten im Fundament kam, wusste sie nicht mehr. Kolumbien. Bolivien. Ihr Kopf, ihr Leib waren wie zugemauert.

»– auf dem Dorotheenstädtischen Friedhof beigesetzt werden«, drang die Radiostimme an ihr Ohr. »Die Beerdigung findet am Donnerstag im kleinsten Kreise statt. Das waren die Nachrichten. Und nun zum Wetter. Im Laufe des Tages zunächst heiter, später auch wolkig, im Osten Brandenburgs sind vereinzelt Niederschläge –« Da fand Hella die Fassung wieder. Sie sprang auf, um den Herd abzustellen. Eine verkokelte Kruste schwärzte die Kochplatte. Der Topfboden glühte. Sie warf den Topf aus dem Fenster, das sie weit aufriss, um den stinkenden Qualm rauszulassen, der die gesamte Küche füllte.

»Nichts anbrennen lassen!«, rief der Nachbar über den Zaun.

»Zu spät!«

»Hilfe gefällig?«

»Danke, geht schon«, rief Hella zurück.

»Sicher?«

»Muss ja.«

Der Nachbar hob eine Hand grüßend an die Stirn und wandte sich wieder dem Unkraut zu. Hustend machte Hella sich an der verbrannten Kruste zu schaffen. Sie kratzte den scharfen Rand mit einem Ceranfeldschaber ab, goss großzügig Glaskeramikreiniger darüber, der dampfte, nahm sicherheitshalber Speisestärke dazu, Speisestärke, hatte sie vor kurzem gelesen, war ein Wundermittel gegen hartnäckigen Schmutz, und ließ die graue Brühe einwirken, ehe sie zwei Schwammtücher völlig versaute und ein drittes benötigte, um auch die letzten Reste der Katastrophe zu beseitigen. Die Aktion hatte ihre Fingernägel ruiniert. Die oberen Ränder waren abgeplatzt. Das würde sie später korrigieren. Zuerst brauchte sie Milch. Überhaupt fehlte es an Nahrung, der

Kühlschrank war fast leer. Auf einmal war sie hungrig. Sie hatte solchen Hunger, dass ihr die Beine zitterten. Hustend suchte sie nach einem Einkaufsbeutel. Zog sich an.

Samstags war Markt in Potsdams Innenstadt. Regionale Anbieter verkauften überteuert, was die Saison zu bieten hatte. Doch in einen Supermarkt zu gehen, in künstliches Licht und künstliche Kälte, hätte eine Überwindung gekostet, die Hella nicht aufbringen konnte. Beim besten Willen nicht. Dieselben Routinen, die sie gewöhnlich automatisch verrichtete, waren ihr auf einmal zu viel. Ihre Augen tränten. Das Licht war trübe wie in einem Aquarium, und Hella beeilte sich, aus dem Haus zu kommen. Als sie vom Grundstück fuhr, ließ sie das Tor hinter sich offen.

Auf dem Markt herrschte Betrieb. Hella kurvte mehrmals durch die kleinen Straßen, ehe sie, halb auf dem Bordstein, einen Parkplatz vor einer Boutique fand. Sie zog ein Ticket am Parkautomaten. Im Schaufenster der Boutique hingen gepaspelte Gewänder, grüne und rote. Die Anstrengung des Besonderen war ihnen anzusehen. Schön waren sie nicht. So was trug man nicht, weil es schön war, sondern weil man dazugehören wollte. Raffinierte Kleinstadtmode. Der Dekor aus Rangordnung und Tradition an Kanten, Säumen und Schlitzen schloss Fremde von vornherein aus. Hella spürte ihren Widerwillen, der auch daher rührte, dass sie selbst aus einer Kleinstadt kam. Potsdams Pastell hatte sie nie gereizt. Schon das Wohnen musste hier eine Anstrengung sein. Bei so viel Denkmalschutz waren die Häuser nicht für die Menschen da, sondern die Menschen der Dekor der Häuser. Sollte es tatsächlich darum gehen, eine neue Bleibe zu finden, dachte Hella, war ihr die Großstadt näher.

Am Fleischstand verlangte sie fünf Scheiben Roastbeef, ein Schnitzel und zwei Paar Wiener Würstchen. Jemand klopfte ihr auf die Schulter.

»Mensch, Hella, lange nicht gesehen!«

In der Schlange hinter ihr stand ein Paar, eine Frau und ein Mann, Bekannte von T. Der Mann war ein Kollege, er arbeitete für eine Zulieferfirma, die am Bau der Garnisonkirche beteiligt gewesen war. Die Frau hatte Hella bei gemeinsamen Grillabenden kennengelernt, zu viert oder in größerer Runde, wo die Frauen die Salate gemacht und die Männer das Feuer gehütet hatten. Sie war schlank, Mitte vierzig, ein Alter, dachte Hella, in dem man zu bestimmten Tageszeiten noch richtig gut aussah. Abends in einer Bar. Nach dem Sex in der Sonne am späten Vormittag. Sie hatte ein Strahlen im Gesicht. Sie wirkte so satt und wohlig, dass sie nur dem Bett entstiegen sein konnte.

»Wer von euch beiden Herzchen bekommt denn das Schnitzel?«, dröhnte der Mann. Auch er platzte fast vor guter Laune. Er sprach so laut, dass sich am Gemüsestand die Leute zu ihnen umdrehten.

»Das Schnitzel ist für mich«, sagte Hella.

»Sag bloß. Ist Thomas jetzt auch Vegetarier?«

»Nein, er ist gerade nicht da.«

»Sturmfreie Bude? Schade, Mensch, ich hatte morgen vorbeikommen wollen. Ich habe noch Unterlagen, die Thomas dringend braucht.«

»Du kannst sie mir geben. Ich bin zu Hause.«

»Wo is' er denn?«

»Auf Schulung. In irgendeinem Kloster. Du weißt ja, er liebt es barock«, sagte sie und war froh, diese hilfreiche Ausrede parat zu haben, *besten Dank und schöne Grüße an T.* Seinen Namen so freimütig und in Gänze ausgesprochen zu hören, kam ihr wie ein Angriff vor. Hella verspürte nicht die geringste Lust, vor diesem samstäglich aufgeräumten Paar Einzelheiten ihres Liebeslebens auszubreiten. Trennung wollte Hella nicht denken. Sich zu Bekenntnissen verpflichtet zu fühlen, wenn man in Beziehungskrisen steckte, war eine schreckliche Angewohnheit. Trennung, dachte sie jetzt doch. Ausschließlich im Fall der Trennung wurde das erwartet. Hella zwang sich, dieses Wort zu denken. Worte, hatte sie gelernt, waren nicht die großen Angstmacher. Angst musste man haben, wenn man keine Worte fand. Eine Trennung jedenfalls schien irgendwie allen zu gehören. Sie brachte den eingeübten Lauf der Dinge durcheinander, riss das gut gewebte Netz sozialer Kontakte entzwei, der ganze Staat schien bedroht, wenn zwei seiner Bürger aus der Reihe tanzten. So wie die Leidenschaft alles außer Kraft setzte, setzte auch die Trennung alles außer Kraft. Weshalb erwartet wurde, dass die Missetäter wieder Ordnung schafften und sich erklärten, indem sie offenlegten, was nur sie selbst anging, ihre Beweggründe, ihren Schmerz, ihre Abmachungen, noch die intimste Regung ihres Seelenlebens, auch Leuten gegenüber, mit denen sie normalerweise nicht mal über Politik diskutiert hätten. Das war der Tribut, der in gemäßigten Verhältnissen für das Unverhältnismäßige zu zahlen war.

»Na. Muss auch mal sein«, sagte Ts Kollege. »Unsere Firma hat ja letzten Sommer so ein Teamtraining gemacht. Geiles Ding. Zwölf Leute im Drachenboot. Zum Ruf der Trommel paddelst du über den Jungfernsee. Alle im selben Takt. Menschenskind. Da lernst du was über inneren Zusammenhalt. Der dieser Gesellschaft schändlicherweise ja im Augenblick völlig abgeht. Sollten alle mal ausprobieren!«

Erschöpft packte Hella zu Hause ihre Fleischprodukte aus. Sie briet sich das Schnitzel, aß es mit trocken Brot und sauren Gurken und legte sich ins Bett. So merkte sie nicht, wie der Rest des Samstags verstrich. Spätabends wachte sie auf und holte sich ein Glas Wasser, schaute eine halbe Stunde fern, ohne zu begreifen, was sie sah, und wollte zurück ins Bett, als sie hörte, dass jemand auf den Anrufbeantworter sprach. Es war Sellim. Sie hätte ihn längst anrufen sollen.

Hella, die nun genauer hinhörte, erfuhr, dass ihn beim Redaktionsdienst am Vorabend die Nachricht von Hochwerths Beerdigung erreicht hatte. Darüber wollte er sie in Kenntnis setzen. Falls sie vorhabe, hinzugehen, bot er an, sie zu begleiten. Sellim und sein kleiner Charakter. Ihm mangelte es nicht nur an Loyalität, sondern auch an Phantasie. Nicht, dass es nicht reizvoll gewesen wäre, sich Hochwerths Beerdigung aus der Nähe anzusehen. Doch dieses Ereignis, das verstand sich von selbst, würde eine schlimmere Tortur sein als das Fest im Bundeskanzleramt.

Traumlos schlief Hella für den Rest der Nacht. Am Sonntag, immer noch müde, ließ sie sich nach einem dösigen Morgen ein Bad ein. Im warmen Wasser, im Duft nach Citrus und Lavendel, wurde sie erneut so schläfrig, dass sie sich ein weiteres Nickerchen gestattete, diesmal im Wohnzimmer auf der Couch. Sie hoffte, dort beim Aufwachen schneller zu sich zu kommen. Die Jalousien waren halb herabgelassen. Der Garten draußen war hell. Licht brach sich gleißend an den Fensterscheiben. Ein Eichhörnchen sprang auf die Terrasse und rannte, obwohl alles ruhig blieb, schnell weg.

Die ganze Siedlung lag im Bann des Wochenendes. Irgendwo klapperte Kaffeegeschirr, ein Rasenmäher sprang an und wurde wieder abgestellt, am Ufersand saugte das Wasser. Auf der ungepflasterten Straße schlappte jemand vorbei, verharrte kurz und schlappte weiter. Dann hing nur noch das Knistern des Sandstaubs in der Luft. Durch das offene Gartentor wehte ein Haufen Plastikmüll herein. Als sich ein Regenschauer über Haus und Garten ergoss und den Kiesweg verdunkelte, überschwemmten Schmutz und Erde den Müll, ehe Wind aufkam und Steine und Plastik wieder trockneten. Der Wind kam von Westen und trug Musik vom See herüber. Hella schlief. Die Decke war bis unters Kinn gezogen, die Arme hatte sie nach oben neben ihren Kopf gestreckt wie ein Kind. Beim Ausatmen entstand ein leises Pusten. Die Oberlippe hob und senkte sich.

Von einem Klingeln an der Tür wurde sie geweckt. Der Nachbar stand draußen. Kurze Hosen, dunkle Altersflecke an den bleichen Knien. Hella zog den Morgenmantel fest vor die Brust, als sie öffnete.

»Erwarten Sie Besuch? Ihr Tor steht seit Stunden sperrangelweit offen«, sagte der Nachbar mit einem vorwurfsvollen Ton in der Stimme. »Ihre Einfahrt ist voller Müll. Bei Ihnen sieht's aus wie früher. Die Gegend hier war mal die Müllhalde von Westberlin. Wussten Sie das? Unsere Erde ist der Dreck, den andere weggeschmissen haben. Einer der gelben Säcke hat sich wohl selbständig gemacht.« Er spähte an ihr vorbei in den Flur, was Hella an Edith denken ließ. Sie musste Edith anrufen. Vielleicht hatte sie schon Neuigkeiten.

»Machen Sie das Gartentor besser immer zu«, sagte der Nachbar. »Die Straße runter haben die erst neulich wieder eingebrochen. Sind gleich mit 'm Laster vorgefahren und haben den ganzen Krempel aufgeladen, keiner hat sie dran gehindert. Wenn die erst mal in Polen sind, kriegt die kein Mensch mehr zu fassen. Da könn' Sie Anzeige erstatten bis zum Sankt-Nimmerleins-Tag.«

Er reichte ihr einen gelben Sack, den er mitgebracht hatte. »Falls Sie keinen mehr haben. Und wenn Sie Hilfe brauchen; mach ich gern. Ist ja nicht so Ihre Glückssträhne gerade, was?«

Das hatte ihr noch gefehlt. Als Nächstes, dachte Hella, würde er sie nach T fragen und wissen wollen, warum ihr Mann sie am Wochenende alleine ließ, vernachlässigte Ehefrau, einsam und wehrlos gemeingefährlichen Dieben ausgeliefert. Eilig nahm sie ihm die Plastiktüte ab, bedankte sich und sagte: »Ich komme schon klar. Ich habe nur eine stressige Zeit hinter mir.«

»Stressig sind die Zeiten für uns alle«, sagte der Nachbar. »Immer schon gewesen. Na dann. Schön langsam mit den jungen Hirschen.«

Irgendwas stimmte an dieser Redensart nicht, aber sosehr Hella auch darüber nachdachte, diesmal kam sie selbst nicht auf den Fehler. Verwirrt schloss sie die Tür und griff, immer noch im Morgenmantel, zum Telefon. Es war halb vier.

Edith hatte Fortschritte gemacht. Sie war noch nicht imstande, Ergebnisse zu formulieren, erwähnte aber einen Kellner, der auskunftswillig war. Im Ensemble hatte sich jemand gefunden, der am Montag mit ihr skypen wollte, ein Oboist. Das waren für Hella vielversprechende Signale. Auskunftswillig waren die Leute nur, wenn sie Erwähnenswertes vorzutragen hatten. Auch war sie mittlerweile so überzeugt von ihrer Theorie, dass sie jetzt schon Sorge hatte, nicht schnell genug zu sein und so andere von dieser Geschichte profitierten. Ehe sie ins Arbeitszimmer ging, machte sie trotzdem erst die Einfahrt sauber. Stück für Stück spießte sie den Plastikmüll mit einer Forke auf. Die zerdrückten Tetra Paks rutschen immer wieder von den Zinken. Es waren viele, der Sack musste voll gewesen sein. Anfassen wollte sie den Dreck, den andere weggeschmissen hatten, nicht, nicht einmal mit Gummihandschuhen.

Einige Reste fand Hella in den nächsten Tagen noch. In der Dachrinne hatte sich eine zerfetzte Plastikfolie verfangen, der Deckel einer Obstverpackung steckte senkrecht zwischen den Holzbrettern vom Kompost. Aber dieses Saubermachen nahm langsam eine neue Bedeutung an. Die trübe Brühe, die ihr Inneres verdunkelt hatte, schien sich zu klären. Die Arbeit im Garten, stellte Hella fest, hatte frischen Sauerstoff in Herz und Lunge gepumpt und den psychischen Stoffwechsel auf Touren gebracht. Von nun an würde sie ein paar Dinge anders machen.

Bis zum Donnerstag hatte sie ein Wohnungsgesuch im Internet geschaltet. Sie hatte sich auf zwei weiteren Immobilienseiten registriert und einen Bekannten bei einer Wohnungsbaugesellschaft angerufen. Den Sattel an Ts Fahrrad stellte sie auf ihre Sitzhöhe ein. Sie telefonierte mit Sellim, der, wie sich herausstellte, stärker unter ihrem Schweigen gelitten hatte als sie, so sehr, dass er alle Zurückhaltung vergaß und ihr ein paar Neuigkeiten anvertraute, über die Geschäftsführung, die darüber nachdachte, die Kulturseite nun doch endgültig zu streichen, und den daraufhin folgenden Protest der Mitarbeiter, von denen sich einige hinter Hella gestellt und ihre Rückkehr gefordert hatten. Einige wenige, sagte Sellim, aber immerhin.

Mit Edith traf sie sich am Mittwoch. Ihr, das war neu, zollte Hella Respekt. Oder doch zumindest Achtung. Edith hatte Aussagen einer Chorsängerin, eines Bühnentechnikers und einer Garderobiere auf Band. Der wichtigste O-Ton kam vom Oboisten. Dem Oboisten zufolge war die Affäre dem gesamten Orchester bekannt gewesen. Sie dauerte schon über ein Jahr, als Hochwerth davon erfuhr. Hochwerth hätte nichts davon erfahren müssen. Der Oboist war zum Überbringer der schlechten Nachricht geworden. Aus Eifersucht? Aus Geltungssucht? Aus Neid? Seine Beweggründe erfuhr Edith nicht direkt. Er habe sich Sorgen um die Kinder und das Familienglück gemacht, hatte er laut Edith auf Skype gesagt. Die Karriere dieser Ausnahmesängerin habe ihm am Herzen gelegen. Mit Bangen habe er gesehen, wie sie dem Bariton bis zur Selbstaufgabe verfallen sei. Deshalb habe er Hochwerth eines Tages eine halbe Stunde früher als sonst zu einem Seiteneingang der Bühne gelotst. Und wenn die Daten stimmten, schlussfolgerte Hella, dann hatte Hochwerth am selben Abend im Aria Radau gemacht.

»Alle Achtung. Man wächst mit seinen Aufgaben.« Edith, da war Hella großzügig, hatte ausgezeichnete Arbeit geleistet. Das anzuerkennen, fiel ihr nicht schwer. Das konnte sie, Hella Renata Karl. Im Grunde ihres Herzens war sie ein großzügiger Mensch. Und diese Großzügigkeit gestattete es ihr, auch sich selbst zu ändern.

»Wird das reichen?« In Ediths Stimme lag Stolz. »Es sind nur Aussagen. Behauptungen.«

»Hast du die Erlaubnis, namentlich zu zitieren?«

»Die Chorsängerin will ihren Namen nicht in der Zeitung lesen. Den anderen ist es egal.«

»Dann wird es reichen. Du wirst sehen.«

»Vielleicht will sich dieser Flötenspieler nur wichtigmachen.«

»Wenn sich die Aussagen mehrerer Leute decken, ist die Geschichte mit hoher Wahrscheinlichkeit wahr, Edith. Außerdem«, Hella zögerte einen Augenblick, um die gespannte Erwartung auf Ediths Gesicht zu genießen, »lässt Liebe sich letztendlich sowieso nicht beweisen.« Was, wie sie fand, eine ziemlich richtige Aussage war.

Iwen Sunder war sofort dabei. Hella brauchte nicht lange, um ihn zu überzeugen. Wenn Sunder das Potenzial zu einer guten Story sah, und diese Story hatte mehr verdient als das Prädikat gut, fackelte er nicht lange. Er versprach, ihr volle zehn Minuten einzuräumen, nach den Nachrichten, zur besten morgendlichen Sendezeit. Kranzel, da war Hella sicher, wäre zögerlicher gewesen. Er hätte, auch wegen der Trauer der Familie, weitaus mehr Skrupel gehabt, weshalb sie ihn gar nicht erst anrief. Deshalb nicht, dachte Hella, oder weil er ihr letztes Angebot ausgeschlagen hatte. Im Borchardt hatte er nein gesagt. Das Borchardt. Versonnen legte Hella das Handy zur Seite. Das Borchardt gehörte jetzt schon in ein anderes Leben.

Am Donnerstag, dem Tag der Beerdigung, war sie früh auf. Eine Unruhe hatte sie nicht schlafen lassen. Doch im Gegensatz zur inneren Zerrissenheit der letzten Tage war diese Unruhe beinahe festlich. Sie fieberte dem späten Nachmittag entgegen. Patrizia Mingo endlich leibhaftig zu begegnen, diese Frau vor sich zu haben, ihr in die Augen zu sehen, ihre Ausstrahlung, die Art, wie sie sich gab, wie sie roch, ihr vielleicht sogar die Hand zu schütteln und über die Beileidsbekundung hinaus ein paar Worte mit ihr zu wechseln, wäre ein würdiger Abschluss. Das gelungene Ende einer dunklen Stunde. Das gab Hella beim ersten Kaffee vor sich selber zu. Sie war bereit.

Obwohl die Beerdigung zu ungewöhnlich später Stunde stattfand, war der Dorotheenstädtische Friedhof schwarz vor Menschen im Trauergewand. Hella machte einzelne Gesichter aus, vermied es aber, sich irgendwo dazuzustellen. Sie sah die Schmücke und Sellim miteinander reden. Ein paar Politiker waren da, einer im Schutz zweier Bodyguards, und jede Menge Theatervolk. Mehrere von ihnen glaubte Hella zu erkennen. Ein paar ihrer Kollegen hatten sich lächerliche schwarze Schlipse umgehängt. Offenbar besaßen auch die, die nie Schlipse trugen, doch irgendwo einen kleinen schwarzen. Erbstücke von Großvätern von vor dem Krieg, dachte Hella, und ihr Spott zerstreute sie, während sie einige der abgelegeneren Wege entlangspazierte, bis die Kirchentüren geöffnet wurden und die Leute so langsam hineingingen, als verlange der Tod auch noch, dass gebummelt wurde.

Sie war lange nicht in einer Kirche gewesen. Und es war auch keine Kirche im eigentlichen Sinn, sondern eine Beerdigungskapelle. Nur ganz hinten an der Wand, in einer schattigen Ecke, hing ein Kreuz. Statt eines kirchlichen Würdenträgers redeten die Kulturstaatsministerin, der Intendant des Staatstheaters Cottbus, der mit Hochwerth zusammen studiert hatte, und Robert Heinze. Der Sarg stand unter einem Oberlicht. Der helle Abglanz des Berliner Abendhimmels flutete herein. Unter dem bleichen Scheinwerfer der Stadt wirkten die weißen Lilien, die sich Patrizia Mingo als Grabschmuck erbeten hatte und von denen Unmengen den Sarg bedeckten, noch weißer. Doch mit wie vielen weißen Lilien sie ihren Mann auch schmückte, dachte Hella, das Feld der Schuld hatte jetzt allein die Mingo zu beackern. Hella hatte sie entdeckt, konnte sie aber nur von hinten sehen.

Vergebung von oben war nicht zu erwarten. Solchen Nebelkerzen hatte Hella schon als Teenager misstraut, als sie noch vorhatte, mit Gott in Beziehung zu treten. Jetzt, aus einem Abstand von über dreißig Jahren, kam ihr das niedlich vor. Sogar zur Nachsicht mit dem biblischen Text war sie damals bereit gewesen, mit seiner fehlenden Logik, seiner schlampigen Dramaturgie, den schlecht recherchierten Fakten und so lächerlichen Patzern wie ein Felsen, der allein von einem Höhleneingang wegrollte, oder dem Hokuspokus, dass ein Gefolterter sich aus eigener Kraft zum Himmel beamte. Schon damals war ihr der Verdacht gekommen, so viel Schönfärberei menschlicher Qual habe nur den Sinn, Folter zu legitimieren. Halb so wild, solange Gott sich um sie kümmerte. Zur Konfirmation, beim ersten Abendmahl ihres Lebens, hatte sie auf ein Zeichen gewartet, auf eine Lichtexplosion oder auch nur ein Leuchten oder Funkeln in den bunten Fenstern über dem Altar. Gegen den Willen ihrer Mutter war sie zum Konfirmandenunterricht gegangen. Getauft war Hella schon. Auf der Taufe hatten ihre Großeltern gleich nach der Geburt bestanden. Doch als sie auf Knien die Oblate empfing, wechselte nicht einmal das Licht hinter den Kirchenfenstern. Die Finger des Pfarrers waren weich und schwach, als sie ihre Lippen streiften, und hatten nichts mit dem starken Strom zu tun, als den sie sich Gott vorstellte, ein Strom, dem sie sich anvertrauen konnte, der sie schützend barg und ihren Geist mit unerhörtem Wissen flutete. Die Oblate blieb am Gaumen kleben. Wenige Jahre später, während ihres ersten Volontariats bei einer linken Zeitschrift, war sie aus der Kirche ausgetreten.

Die Kulturstaatsministerin war fertig. Robert Heinze trat ans Pult. Er war ein erstaunlich guter Redner. Gefasst und klar sprach er mit der richtigen Mischung aus Wärme, Andacht und Ergriffenheit vom Gesetz der Veränderung, an die jeder Tod die Lebenden gemahnte. *Wer verschieden ist, ist ein anderer*, ging Hella durch den Kopf. Gegen ihren Willen war sie gerührt. Dann sagte sie sich, dass Heinze Schauspieler war. Als Schauspieler begab er sich in die Rolle eines Trauerredners, er musste sie schon mehrfach in Filmen oder auf der Bühne gespielt haben. Patrizia Mingo, schräg vor Hella in der ersten Reihe, schien es ähnlich zu gehen. Sie tupfte sich mit einem Taschentuch die Augen unter ihrer dunklen Brille. Ihre Schultern in einem teuren schwarzen Stoff zuckten. Sie hörten gar nicht auf. Sie zuckten so übermäßig, dass das Weinen forciert wirkte. Patrizia Mingo war sich ihrer Rolle an diesem Abend ebenfalls bewusst. Mehr noch, dachte Hella. Sie wollte darin brillieren.

Heinze sprach jetzt über Opfer. Alle seien heutzutage Opfer. Alle rissen sich darum, zu einer Opfergruppe zu gehören. Opfer durften drangsalieren. Sie durften beschimpfen, verleumden und Sprechverbote erteilen. Der Opferstatus gelte mittlerweile als Freifahrtschein für die grässlichsten Taten. »Die wahren Opfer aber sind die, die man erbringt«, sagte Heinze mit erhobener Stimme. »Das hat Kai Hochwerth uns ins Gedächtnis gerufen. Er hat uns ein Versöhnungsopfer dargebracht. Sein Tod soll uns mahnen: nie wieder Zensur und Denunziation! Versöhnt euch, Leute! Wehret den Anfängen!«

Du wirst dich noch wundern, dachte Hella und hätte beinahe Beifall geklatscht.

Aber es war eine Beerdigung, und als Heinze geendet hatte, klatschte niemand, und ein, zwei Leute räusperten sich, und dann stand die Mingo auf. Ein leises Raunen ging durch den Saal. Sie war eine beeindruckende Person. Groß und nicht ganz schlank, in einem eleganten Hosenanzug, die scharf geschnittenen Gesichtszüge in eine düstere Leidensmiene gelegt. Eine fast bodenlange Seidenstola schlang sich um ihren Hals und fiel von ihrer Schulter. Wie zum Beweis ihrer Trauer trug sie kein Make-up, nur Lippenstift von einem theatralischen Rot. Ihre Haut war bleich unter einer feinen Sonnenbräune. Betont unterdrückte sie ein Schluchzen und hob die Hände vors Gesicht, so dass man ihre luxuriös beringten Finger sah. Am Sarg, dem letzten Überbleibsel ihres Mannes, zögerte sie. Dann schritt sie, sichtlich bewegt, zur Treppe, die an der linken Seite des Saals auf eine Empore führte. Oben waren die Köpfe mehrerer Musiker zu erkennen. Als es wieder still geworden war, kein Echo scharrender Füße und knisternder Zellstoffpäckchen mehr, stieg ein Seufzen zur Kuppel der Kapelle auf, dem ein verwundeter Aufschrei folgte, als ereigne sich dort oben, unsichtbar hinter dem steinernen Geländer, erst die wahre Tragödie, aus deren Grund sie alle hier versammelt waren. Doch die Tragik war allein die Wirkung einer Stimme. Kaum hatte die Geige eingesetzt, überführte die Mingo den Schrei gekonnt in ihre natürliche Tonlage.

Am Ende der Trauerfeier verließ Hella als eine der

Letzten den Saal. Sie wollte die Mingo sehen, wie sie nach ihrer Klage die Treppe herunterkam, Gesicht und Körperhaltung, etwas, das sie preisgeben, das sie verraten würde. Aber diesen Gefallen tat ihr die Sängerin nicht. Irgendwo schien eine hintere Tür zu existieren.

»War das nicht eine kluge Rede?«

Iwen Sunder stand draußen auf den Stufen. Nach der Düsternis in der Kapelle stach das frühe Abendlicht gleißend hell in die Augen. Die Trauergesellschaft formierte sich bereits zu einem langen Zug über den Friedhof. Noch mehr Leute kamen jetzt dazu, die nicht auf der Trauerfeier gewesen waren.

»Hätte ich dem Heinze nicht zugetraut«, sagte Sunder und zog an einer Iqos. Hella hatte ihn seit Jahren nicht rauchen sehen. »Großer Abgesang auf ein fehlbares Genie alten Schlags.«

»Jetzt hat die liebe Seele Ruh«, sagte Hella.

Sunder blies Qualm in die Abendluft.

»Das ist doch der mit der Eisenstange –« Kranzel war zu ihnen gestoßen. Er hatte eine Gerbera dabei und versuchte, die etwas lädierte Blüte in der hohlen Hand zu verbergen. »Bist du ihn eigentlich losgeworden?«

»Er ist nicht der Typ für so was. Das hat er eingesehen.«

Hella wollte sich dem Trauerzug anschließen, um in der Schlange vor dem Grab nicht lange warten zu müssen, da trat Sunder näher. »Diese Romanze«, raunte er ihr zu. »Dieser russische Tenor oder was. Schick mir alles, was du hast. Ich will das sobald wie möglich bringen. Gibt es nicht zufällig ein Foto? Na ja, dich hol ich dann ins Expertengespräch. Freu ich mich jetzt schon drauf. Der Auftritt, den die Mingo grad hingelegt hat, war ja an sich schon köstlich. *Lacrimosa!* Meinst du, sie hatte ein Fläschchen Theatertränen dabei?«

»Ich setz mich morgen früh gleich ran.«

»Prima, Hellalein. Freut mich natürlich auch für dich.«

In der Schlange am Grab, die sich quälend langsam bewegte, rief Hella im Handy den Text des Mozart-Requiems auf. *Tränenvoll der Tag, an dem aus der Asche ein schuldiger Mann aufsteigen soll, um verurteilt zu werden.* So lautete die Übersetzung der *Lacrimosa*-Passage aus dem Lateinischen. Ein schuldiger Mann. Die Wahl dieses Musikstücks, das musste Hella anerkennen, war ein schlauer Schachzug. Die Mingo schob die Schuld einfach von sich. Sie schickte sie zurück zum Verursacher ihres schlechten Gewissens. Die beiden standen sich in ihren Inszenierungen in nichts nach. Und genau das, dachte Hella, würde sie zur Hintergrundmusik ihres eigenen Artikels machen, zu seinem Rauschen, das ungewollt auch in die Gemüter ihrer ärgsten Widersacher drang.

Die Sonne war schon hinter den Dächern verschwunden, als es endlich an ihr war, Erde auf den Sarg zu werfen. Die Mingo stand nicht am Grab. Sie nahm keine Beileidsbekundungen entgegen. Seit ihrem Auftritt war sie nicht mehr aufgetaucht. Hastig leerte Hella den Spaten über der Grube. Das Poltern der Sandbrocken klang hässlich und banal. Es verursachte doch immer ein Schlottern, dachte sie, diese Vorstellung, dort unten zu liegen und unter dem geschlossenen Sargdeckel hilflos hinnehmen zu müssen, dass einem die anderen oben Luft und Licht abstellten. Mochte die Seele weg sein oder nicht. Kein rationales Argument vermochte einem diese letzte große Demütigung zu ersparen. Und das bleibende Geräusch, das Geräusch, das als endgültige Botschaft der Hinterbliebenen bis in alle Ewigkeit in den toten Ohren hallte, war das harte Poltern von Sand. Sich ins Feuer zu begeben, dachte Hella, war allerdings auch keine Alternative.

Sie wurde in ihren Überlegungen von einer Frau gestört, die unbemerkt neben sie getreten war. Hella reichte ihr den Spaten in der Annahme, sie wäre die Nächste in der Reihe, doch die Frau schüttelte den Kopf. Sie traten vom Grab zurück und gingen ein paar Schritte schweigend nebeneinander, bis die Frau sagte:

»Haben Sie schon mal eine Wachsfigur geküsst?«

»Wie bitte?«

»Sie sind doch diese Journalistin. Wurden Sie schon mal aufgefordert, sich vor einer Wachsfigur obenrum nackt zu machen?«

»Eine seltsame Frage.«

»Ich habe lange überlegt, ob mir das schmeicheln soll.«

»Und wer sind Sie?«

»Tut's aber nicht. Es schmeichelt mir nicht.«

»Das würde mir auch nicht schmeicheln«, sagte Hella, der ein Gedanke kam. »Sie meinen den Wachskopf im Theater? Sie meinen doch nicht etwa diese Kuschelecke? Der Keller mit den Sofas?«

Die Frau nickte.

»Sie haben Hochwerths Konterfei geküsst?«

»Küssen müssen.«

»Das ist widerlich.«

»Das war bloß Wachs. Ich hab mich mega bemüht, nicht an die Bakterien und Viren zu denken, die ganzen Krankheitserreger der vielen Frauen vor mir.«

»Sollte das ein Partyscherz sein?«

»Ich fand's nicht lustig. Die Blicke waren *dark*!«

»Wie sind Sie denn in diese missliche Lage geraten?«

»Ich war obenrum nackt und sollte dem Wachsmund die Brust geben.«

»Und Sie haben nicht nein gesagt?«

»Was glauben Sie denn?«

»Waren Sie betrunken?«

»Wäre das *nicer*?«

»Auf Drogen?«

»Es war ein Workshop von unserem Seminar. Ich hatte die Aufgabe, eine betrogene Ehefrau zu spielen. Meine Performance ging ihnen nicht weit genug.«

»Wem? Hochwerth?«

»Ihm und ein paar anderen.«

»Sie hätten nein sagen können.«

»Wenn das Ihr Ansatz ist, warum haben Sie dann diesen Artikel geschrieben?«

»Da ging es um schwerwiegenden Machtmissbrauch.«

Die Frau lächelte und schwieg.

»Das Leben eines Kindes stand auf dem Spiel«, sagte Hella.

»Sie wurden echt fertiggemacht dafür«, sagte die Frau dann. »Echt krass. Es berührt mich total, wie Sie trotzdem versuchen, sich einen unabhängigen Standpunkt zu bewahren. Jedenfalls danke dafür. Danke, dass Sie das geschrieben haben. Ich weiß, das ist nicht cool und so, aber was mich betrifft, bin ich froh, dass einer weniger von denen die Welt zukackt.«

Sie hatte, das sah Hella jetzt, Tränen in den Augen. Die Dämmerung war inzwischen hereingebrochen, aber als die Frau den Kopf leicht drehte und zu den Wacholderbüschen sah, vor denen immer noch Erde und Blumen ins Grab fielen, traf das Licht einer Laterne ihr Gesicht. Es war ein schönes, junges Gesicht, und ihr Lächeln stand voll Wasser, was das Braun ihrer Augen noch vertiefte. Dann wandte sie sich ab. Später, als der Friedhof sich leerte, suchte Hella vergeblich nach ihr. Sie hatte noch Fragen. Auf einmal hatte sie so viele Fragen.

Am Bahnhof Friedrichstraße fuhr der Regio-Express gerade ab, als Hella auf den Bahnsteig kam. Sie vertrieb sich die Wartezeit mit einer Zeitungsschau im Presseshop. Nach vierzig Minuten kam der nächste Zug. Männer mit Bierflaschen belagerten den unteren Teil des Wagens, in den Hella einstieg, und sie bugsierte ihr Fahrrad in den nächsten Waggon. Flecken eines Süßgetränks verklebten dort den Boden. Ungestört fuhr sie bis Potsdam-Hauptbahnhof. Und je weiter sie sich vom Friedhof entfernte, von Hochwerths Mitstreitern, von seinen Förderern und Bewunderern und Feinden und von Mingos Entourage, umso leichter wurde ihr ums Herz. Sie war, stellte Hella beim Türenschließen in Wannsee fest, unbeschwert wie seit langem nicht. Allein das Nutzen des öffentlichen Nahverkehrs gab ihr einen Kick. Als liefe ihre persönliche Entwicklung in umgekehrter Richtung ab. Als würde sie jünger. Entfernte sich immer weiter von der Aussicht auf ein luftleeres, lichtloses Grab.

Sie war so voller Energie, dass sie noch im Bahnhofsgebäude aufs Fahrrad stieg. Sie gondelte an den leeren Schaufenstern vorbei. Kein Bahnangestellter, kein Polizist waren da, um sie anzupampen. Lust überkam sie, kreuz und quer durch die nächtliche Stadt zu radeln. Nach der Langen Brücke nahm sie den Weg über den Alten Markt. Der Anblick des Schlossneubaus in pinkem Pastell bewirkte sogar jetzt, im Dunkeln noch, eine Überzuckerung der Augen. Hella sah woandershin. Im Eingang eines Plattenbaus verschwand ein später Fußgänger. Sonst war Potsdam wie leergefegt. Auch die Straße Am Kanal hatte Hella für sich allein. Aus Übermut setzte sie zu ein paar Schlangenlinien an, breitete die Arme aus. Freihändig war sie zuletzt als Kind gefahren, oben auf den Deichen. So wollte sie die Glienicker Brücke überqueren, wo Havel, Tiefer See und Jungfernsee zusammenströmten, die Arme ausgebreitet, das Gesicht im Wind. Aber nicht auf kürzestem Weg. Die Luft erfrischte, die Nacht war lau. Sie entschied sich für einen Schlenker durch den Neuen Garten.

An der Straßenbahnhaltestelle Schiffbauergasse bog sie in eine der Nebenstraßen ein, die auf den Heiligen See zuliefen. Das Kopfsteinpflaster rüttelte sie auf dem harten Ledersattel durch. Die Wege vor den Villen säumten alte Bäume. Ihre Wurzeln hatten die Gehwegplatten aufgesprengt und angehoben und zu gefährlichen Fallen gemacht. Die Anwohner kümmerte das wenig. Sie verließen ihre Anwesen nicht zu Fuß oder mit dem Rad. Sie fuhren in ihren SUVs direkt in die Tiefgaragen unter den rasierten Rasenflächen. Legal wurde niemand so reich. Das war ein alter Gedanke, ein Gedanke, der Hella automatisch kam. Zu den vom Schicksal Verwöhnten hatte sie nie gehört.

Sie bog noch einmal ab. An der Kreuzung zur Innenstadt machte die Straße eine sanfte Kurve. Hella radelte an Cecilienhof vorbei, die Backsteinmauer entlang, hinein ins ehemalige KGB-Viertel. Im Kalten Krieg war dieses Viertel gesperrt gewesen, weshalb die Potsdamer es einst die verbotene Stadt getauft hatten. Das Foltergefängnis mittendrin war eines der wenigen Gebäude, das nicht von Barockfetischisten wie T saniert, dessen Wahrheit noch nicht verschleiert worden war.

Auch hier waren die Straßen menschenleer. Das Viertel wirkte wie ausgestorben. Kein Auto kam ihr entgegen, keines überholte sie. In den Fenstern der Häuser brannte kein Licht. Beinahe unwirklich war die Stille, die nur vom fernen Schlagen einer Kirchturmuhr unterbrochen wurde. Hella zählte die Schläge, während sie in die Pedale trat. Nichts sonst drang an ihr Ohr, bis auf die sanften Geräusche einer Nacht im Mai. Das Rascheln einer milden Brise in den Lindenblättern. Leises Knacken, wenn sie einen trockenen Zweig überfuhr. Fast meinte sie, das Knistern aufspringender Blüten zu hören und den Saft, der durch die Rinde schoss. Dann der Flügelschlag eines aufgescheuchten Vogels. Ein Käuzchen rief. Ein Fuchs verschwand wispelnd im großen Garten der Villa einer Rechtsanwältin, der Hella früher einmal begegnet war, vielleicht im Zusammenhang mit dem Mantau-Prozess. Das alles war vorbei. Das lag jetzt alles hinter ihr. Jetzt gab es nur den Mond, der halbvoll über den Dächern stand, und das leise Surren vom Zahnkranz des Fahrrads.

Ein Schatten flog über die Straße hinweg. Er kam von weit oben. Für einen Augenblick verdunkelte er die stadthelle Nacht. Und eine Bewegung im Gebüsch, nur flüchtig wahrnehmbar, ließ Hella auf die Bremse gehen. Kraftvoll zog sie die Handbremse an, als das Licht der Fahrradlampe einen Fasan erfasste, ein Männchen, ein schönes Tier. Die sandfarbenen Schwanzfedern aufgestellt, die Armschwingen prachtvoll aufgefächert, stand er mitten auf der Fahrbahn, wie Hella, im Ausweichen schleudernd, erkannte.

Ehe alles ins Dunkel fiel.

SIEBEN

Aber die Sonne scheint immer wieder.